肾世百科
肾脏病专家答疑

主　编　陈愔音　贺理宇　刘劲松

副主编　彭亚军　梁玉梅　钱淑琴

U0242569

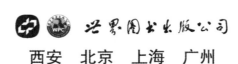

世界图书出版公司

西安　北京　上海　广州

图书在版编目 (CIP) 数据

肾世百科：肾脏病专家答疑 / 陈惜音，贺理宇，刘劲松
主编 .—西安：世界图书出版西安有限公司，2022. 9
　ISBN 978 -7 -5192 - 9895 -1

　Ⅰ. ①肾… Ⅱ. ①陈… ②贺… ③刘… Ⅲ. ①肾疾病—防治
Ⅳ. ① R692

中国版本图书馆 CIP 数据核字 (2022) 第 170299 号

书　　名	肾世百科：肾脏病专家答疑	
	SHEN SHI BAIKE：SHENZANGBING ZHUANJIA DAYI	
主　　编	陈惜音　贺理宇　刘劲松	
责任编辑	王少宁　马可为	
装帧设计	前程设计	
出版发行	世界图书出版西安有限公司	
地　　址	西安市锦业路 1 号都市之门 C 座	
邮　　编	710065	
电　　话	029-87214941　029-87233647(市场营销部)	
	029-87234767(总编室)	
网　　址	http://www. wpcxa. com	
邮　　箱	xast@ wpcxa. com	
经　　销	新华书店	
印　　刷	西安雁展印务有限公司	
开　　本	787mm ×1092mm　1/ 16	
印　　张	15	
字　　数	210 千字	
版　　次	2022 年 9 月第 1 版	
印　　次	2022 年 9 月第 1 次印刷	
国际书号	ISBN978-7-5192-9895-1	
定　　价	68.00 元	

医学投稿 xastyx@ 163. com ‖ 029-87279745　029-87279675
(如有印装错误 , 请寄回本公司更换)

主编简介

陈愔音

女，湖南省人民医院（湖南师范大学附属第一医院）肾内科主任医师，博士，硕士生导师。湖南省人民医院肾内科副主任兼一病室主任，湖南省人民医院人力资源部兼职副部长，芝加哥大学访问学者，湖南省杰出青年，中国青年科技工作者协会生物与医药科学专业委员会委员，湖南省医学会肾脏病专业委员会委员，湖南省医学会肾脏病专业委员会代谢性肾损伤学组组长，湖南省中医药和中西医结合学会肾脏疾病专业委员会委员，湖南省医学教育科技学会新技术专业委员会委员，湖南省健康服务业协会肾健康分会常务副理事长。

贺理宇

男，中南大学湘雅二医院肾内科副研究员、主治医师，博士，硕士生导师。湖南省杰出青年，中国非公立医疗机构协会肾脏病透析专业委员会青年委员，中国病理生理学会肾脏病学分会青年委员，湖南省肾脏病学分会肾病营养管理学组委员兼秘书，湖南省健康服务业协会肾健康分会常务理事，JASN 杂志中文版青年编委。

刘劲松

男，湖南省中医药研究院附属医院副主任医师，硕士生导师。湖南省中医药研究院附属医院肾病风湿科副主任，湖南省健康服务业协会肾健康分会副理事长，湖南省中医药和中西医结合学会肾脏疾病专业委员会委员，湖南省医师学会肾脏病学专业委员会委员，湖南省医学教育科技学会新技术专业委员会委员，湖南省健康服务业协会风湿免疫分会理事。

主　编

陈愔音（湖南省人民医院／湖南师范大学附属第一医院）
贺理宇（中南大学湘雅二医院）
刘劲松（湖南省中医药研究院附属医院）

副主编

彭亚军（湖南省中医药大学第一附属医院）
梁玉梅（湖南省人民医院／湖南师范大学附属第一医院）
钱淑琴（湖南省人民医院／湖南师范大学附属第一医院）

编　委

（按姓氏笔画排序）

王　艳（长沙市中医医院／长沙市第八医院）
申丽华（云南省红河州第一人民医院）
朱杰夫（武汉大学人民医院）
刘　静（华中科技大学协和医院）
刘国勇（湖南省常德职业技术学院附属第一医院）
刘晓清（长沙市第三医院）
李国立（湖南省人民医院／湖南师范大学附属第一医院）
杨伊雅（湖南省人民医院／湖南师范大学附属第一医院）
邹　佳（湖南省人民医院／湖南师范大学附属第一医院）
张　帆（湖南省人民医院／湖南师范大学附属第一医院）
陈　娴（河北医科大学第二医院）
胡　梁（湖南省中医药研究院附属医院）
侯新艳（湖南省湘潭市第一人民医院）
龚雨顺（湖南省人民医院／湖南师范大学附属第一医院）
程丙又（湖南省中医药研究院附属医院）
谢婷婷（中南大学湘雅医院）
雷雨婷（湖南省人民医院／湖南师范大学附属第一医院）
谭超超（湖南省人民医院／湖南师范大学附属第一医院）
戴雯妮（中南大学湘雅二医院）

　　肾脏疾病已成为我国最重要的公共卫生问题之一。肾脏疾病是原发于肾脏或继发于其他器官系统病变而影响到肾脏的一类疾病。早期预防、诊断和治疗是肾脏疾病防治的关键，然而肾脏疾病往往起病隐匿，早期无明显症状，容易被大众忽视，以至于部分患者就诊时肾病已进展到终末期。同时，肾脏疾病的大众知晓率低，这加大了早期诊断和治疗肾病的难度，也因延误最佳诊疗时机而增加了医疗资源消耗。因此，做好肾脏疾病科普，提高大众对肾脏疾病的了解，有助于减少肾脏疾病的发生，延缓肾脏疾病进展，减少其造成的危害。

　　本书采用问答的形式，围绕肾脏疾病中最常见、最受关注、最易误解的问题，展开深入浅出的解答。力求用大众的语言，解答大众的疑惑；用专业的视野，科普肾病的知识。

　　本书共包括十六个章节，从肾脏疾病的一般常识、肾脏疾病的临床表现、化验检查、原发性及继发性肾脏疾病中热点的问题、肾脏疾病并发症的诊治、肾脏疾病常用药物、饮食和生活调理、尿毒症肾脏替代治疗到生活中的肾损伤因素，从儿童到成人肾脏疾病，从肾脏疾病的预防到中西医结合诊疗，给广大读者呈现系统、清晰、连贯的肾病防治要点，提升民众识别肾病信号、维护肾脏健康的能力和意识，助力民众成为肾病全程管理中的主动参与者和生力军。

　　本书的编撰得到了多位专家的指导和帮助，在此向所有参与编写和指导的专家、同道表示衷心的感谢。

　　谨以此书献给参与健康中国建设的伟大民众和致力于肾脏健康事业的广大同仁，恭请大家评述指正。

编　者

2022 年 9 月

郑 重 声 明

由于医学是不断更新并拓展的领域，因此相关实践操作、治疗方法及药物都有可能会改变，希望读者可审查书中提及的器械制造商所提供的信息资料及相关手术的适应证和禁忌证。作者、编辑、出版者或经销商不对书中的错误或疏漏以及应用其中信息产生的任何后果负责，关于出版物的内容不作任何明确或暗示的保证。作者、编辑、出版者和经销商不就由本出版物所造成的人身或财产损害承担任何责任。

目 录

第 1 章 肾脏病的一般性知识

第 2 章 肾脏病的临床表现

第 3 章　肾脏病的检查

第 4 章　原发性肾脏病

第 5 章 继发性肾脏病

第 6 章　尿路感染

第 7 章　肾结石

第 8 章 肾脏病的并发症

第9章　肾脏病常用药物及注意事项

第 10 章　肾脏病的饮食调理

第 13 章　腹膜透析

第 14 章　肾移植

第 15 章　儿童肾脏病

第 16 章 识别生活中的肾损伤因素

第 1 章
肾脏病的一般性知识

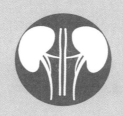

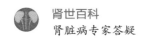
1　我国肾脏病发病情况如何？

肾脏是泌尿系统中最重要的器官，各种原因引起的肾脏慢性病变最终均可能引起慢性肾衰竭。目前全世界有 8.5 亿人因各种原因患有肾脏病，慢性肾脏病每年导致至少 240 万人死亡，已是第六大快速增长的死因。

国内数个区域性流行病学调查结果显示：我国普通人群慢性肾脏病（CKD）的患病率为 10%~13%，推算我国慢性肾脏病患者超过 1 亿人；随着人口老龄化，以及高血压、糖尿病等患病率的增加，慢性肾脏病患病率将进一步上升，估算目前我国尿毒症患者有 100 万 ~200 万。

2　肾脏病好发于哪些人群？

慢性肾脏病的病因是由多种因素共同造成的，其发病机制也十分复杂。主要好发人群首先是有慢性肾炎家族史，或者已经患有高血压及糖尿病、痛风、肥胖等代谢性疾病的患者，还有长期使用肾毒性药物如解热镇痛药及部分中药，以及患有慢性泌尿道感染、尿路梗阻、自身免疫性疾病的人群；此外，不良生活习惯如经常熬夜、抽烟、喝酒等，也可能增加肾脏负担，进而增加患肾脏病的风险。

3　为什么肾脏病越来越年轻化？

提起肾脏病，很多人以为是老年人的常见病，但北上广等地区的流行病学调查显示，我国 20 岁以上成年人慢性肾脏病的患病率已达 10%。

肾脏病越来越年轻化是由于现在年轻人对于自己身体的保护意识较

低，总觉得自己身强体壮，身体很健康，不需要进行保养；又由于各种坏习惯不知道改变，比如憋尿、熬夜、不良饮食，从而导致肾脏病的发病率在年轻人当中越来越高。

憋尿：尿液能将肾脏代谢的废物带走，但憋尿时，尿道中的细菌会趁机在膀胱内大量繁殖，引起尿路感染；如果细菌向上侵袭到达肾，肾功能也就受到威胁了。

熬夜：当代年轻人因为经济、工作等压力会经常熬夜加班，或者失眠，而熬夜、失眠会造成高血压、心血管问题，这又会间接损害肾脏功能。

不良饮食：高盐食物、高嘌呤食物、烟、酒等都会加重肾脏负担。

4 肾脏在人体的哪个位置？

肾脏"居住"在腰部脊柱两侧，位于腹膜后间隙，是人体重要的成对实质性器官，形如蚕豆，新鲜肾脏呈红褐色，和输尿管、膀胱、尿道共同组成泌尿系统。

正常成年男性肾脏重 120~150 克，平均体积为 11 厘米（cm）×6cm×3cm，左肾较右肾稍大，男性肾脏较女性肾脏稍大。由于受右侧肝脏位置的影响，右肾位置略低于左肾位置，左肾与胃、胰、空肠、脾和结肠左曲相邻，右肾与十二指肠降部、肝脏右叶、结肠右曲相邻。

5 肾脏的基本功能单位是什么？

肾脏的基本功能单位叫肾单位，是制造尿液的主要场所。每侧肾各有肾单位约 100 万个，出生后肾单位不能再生，40 岁后每 10 年减少约 10 万

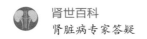
个。肾单位可分为肾小体和肾小管两部分。

肾小体由肾小球和肾小囊组成，肾小球就是一团毛细血管丛，其两端分别与入球小动脉及出球小动脉相连。肾小囊包绕于肾小球的外面，由脏层、囊腔、壁层组成，囊腔与肾小管连通。

肾小管由近端小管（近曲小管、髓袢降支粗段）、髓袢细段（髓袢降支细段、髓袢升支细段）和远端小管（髓袢升支粗段、远曲小管）组成，其中，髓袢降支粗段、髓袢降支细段、髓袢升支细段和髓袢升支粗段是构成髓袢的重要结构。

6 尿液是怎么形成的？

尿液生成的过程包括肾小球的滤过、肾小管和集合管（与肾小管的远

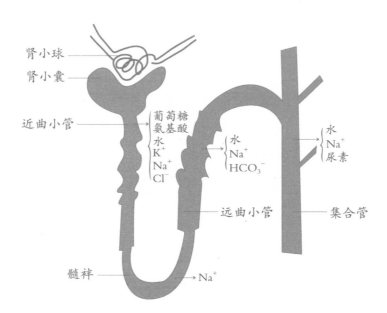

曲小管相连）的重吸收，以及它们的分泌和排泄 3 个基本过程。肾单位是实现泌尿功能的基本结构单位，尿液是由肾单位和集合管协同活动而形成的。

7 肾小球在尿液形成中有什么作用？

肾小球为一毛细血管球，在功能上可以将肾小球看成一层薄膜，膜表面有很多细小的筛孔，就像一个天然的筛子，起过滤的作用。当血液经入球小动脉进入肾小球时，肾小球滤过膜的筛子结构就开始起过滤血液的作用，除了血细胞、大分子蛋白质外，血浆中的部分水分、电解质、小分子废物等都可通过肾小球滤过到肾小囊囊腔内形成原尿。当肾小球滤过膜受损时会导致人体营养物质丢失，引起血尿、蛋白尿及其他症状。

8 肾小管在尿液形成中有什么作用？

机体每天可形成 180 升（L）原尿，而每天形成的尿液为 1~2L，故原尿流经肾小管时，有 99% 的水分被肾小管重吸收了，肾小管还会将原尿中的营养物质（葡萄糖、氨基酸等）重吸收进体内，除重吸收功能外，肾小管还发挥着排泄功能，将人体新陈代谢产生的废物（氢离子、氨、钾离子等）排至尿液中形成终尿。

9 除了生成尿液，肾脏还有其他作用吗？

肾脏的基本功能是生成尿液，借以清除体内代谢产物及某些废物、毒

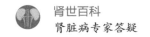
物，并经重吸收功能保留水分及其他有用物质。同时还有一些人们肉眼看不见的功能，这些功能也非常重要，可保证机体内环境的稳定，使机体的新陈代谢得以正常进行。

排毒功能　人体每时每刻都在新陈代谢，在这个过程中会产生一些人体不需要甚至是有害的物质，它们主要通过肺、肠道、肾脏和皮肤等途径排出。肾脏产生的尿液所含排泄物的种类最多、量也最大，因此它是人体最重要的排泄器官。肾脏能把进入体内的一些有毒物质排出体外。有些化学药品中毒会给肾脏造成损害，就是因为这些化学药品的代谢要经过肾脏。如果肾脏有了疾病，这些有害物质的排泄会受到影响，废物在体内积聚，就会引起各种病症。故因这种保留营养物质、排出毒素的作用，我们把肾脏形象地称作"清洁站"。

维持体内电解质和酸碱平衡　肾脏对体内的各种离子具有调节作用。例如，对钠离子的调节特点是多吃多排、少吃少排、不吃不排，对钾离子是多吃多排、少吃少排、不吃也排，氢离子、氨是通过分泌过程来完成调节的。这些电解质平衡对体液的渗透压稳定很重要。另外，肾脏对体内酸碱平衡也起调节作用，肾脏能把代谢过程中产生的酸性物质通过尿液排出体外，并能控制酸性和碱性物质排出的比例。当任何一种物质在血液中增多时，肾脏就会把增多的部分排出去，以保持和调节体内酸碱平衡。很多肾脏病患者出现酸中毒，就是因为肾脏失去了维持体内酸碱平衡的功能。鉴于肾脏调节体内水分、保持内环境稳定的功能，我们也可以将其称作"调节器"。

调节血压　肾脏可以分泌多种激素，这些激素可以调控肾脏内外血管的收缩与舒张，继而调节血压。肾素和内皮素可以使血压升高，前列腺素和激肽使血压下降。

促进红细胞生成　促红细胞生成素是一种糖蛋白，90%来自肾的皮质部。它能促进骨髓中原始红细胞的分化和成熟，促进网织红细胞释放入血，使红细胞生成增多；还会促进骨髓对铁的摄取和利用，从而加速血红蛋白的生成。肾功能衰竭时，促红细胞生成素的生成明显减少，会导致肾性贫血。贫血的程度与肾功能衰竭程度成正比，使用外源性促红细胞生成素可以纠正肾性贫血。

调节钙磷代谢　肾脏的皮质细胞含有一种酶——1α羟化酶，可以催化生成 $1, 25\text{-}(OH)_2$ 维生素 D_3，即活化的维生素 D，其活性较维生素 D 强 10 倍以上。维生素 D_3 能促进胃肠道钙磷吸收，促使骨钙转移、促进骨骼生长及软骨钙化，促进肾小管对磷的重吸收，使尿磷排出减少，可抑制甲状旁腺激素（PTH）的分泌。当肾脏受损时，维生素 D_3 生成减少，患者会出现低钙、高磷的症状，以及内分泌紊乱。

第 2 章
肾脏病的临床表现

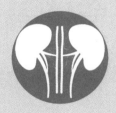

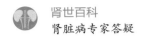
10 水肿是肾脏病的常见信号吗？

　　水肿是我们在日常生活中容易观察到的一个现象，同时也是肾脏病的常见症状。人的体重有 2/3 是水的重量，而水的 2/3 分布在细胞内，剩下 1/3 则分布在细胞外，比如血管内、组织间隙中，细胞外水分的状态与水肿的发生直接相关，当组织间隙的水分异常储积达到一定程度时，我们肉眼可见的水肿就发生了。其原因无外乎两点：身体水分的总量增多，液体在血管内外分布失衡。肾脏作为掌管水分和代谢物排泄的出口，会通过以上两项机制促进水肿的发生。比如，急性肾炎、肾功能不全时肾脏排水能力下降，身体的液体负荷增加，导致全身性的水肿。肾病综合征时，尿蛋白的漏出导致血液中蛋白减少，水分从血管内转移到组织间隙，发生水肿，因此，水肿时首先需要警惕肾脏病。

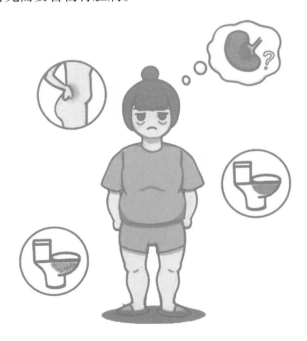

当然，在有些生理情况下也可能出现水肿。这和个体所处的环境、生活方式、行为习惯等有关。青年女性，晨起时组织疏松部位如眼睑、颜面有轻度水肿，活动后消失，这可能与自主神经功能有关，无须过度紧张。高温作业人员，皮肤小血管扩张，水分容易从血管内转移到四肢的皮下组织，引起水肿。久站久坐导致下肢血液淤积，也可造成水肿。以上情况不用担心，更不必乱用药。

存在以下情况的水肿，需要积极就医：水肿程度重、持续时间长、累及全身，水肿伴有尿少、尿颜色改变、乏力、心慌气短、血压增高、食欲下降等其他表现。

⑪ 为什么水肿时有的患者"肿脸"，有的患者"肿脚"？

水肿的意义可以通过字面来理解。水，指水分聚集；肿，指局部或全身组织的肿胀。导致液体异常聚集的原因不一样，水肿表现出来的部位、程度和性质也不一样。但是组织间隙的水的移动方向有一些共性：往压力低、疏松的部位走，往低垂的部位走。

肾脏病中常见的一类水肿叫作"肾炎性水肿"，是慢性肾炎、急性肾炎常见的表现。其发生机制是由于肾脏产生的尿液减少、排水过少，体内水潴留过多，导致血管内液体总量增加，血管内的压力增高，水分在压力的推动下，从血管内向血管外渗出。直接与血管相邻的血管外组织就是组织间隙，因此就会出现水肿。哪里的组织间隙最疏松，水分就会最早出现在哪里。颜面部是全身较疏松、组织压力较低的地方，同时也是人们容易关注到的部位，因此，大家往往觉得这一类水肿先"肿脸"。

另一种肾病引发的水肿，我们称为"肾病性水肿"，常见于肾病综合

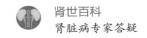
征患者，或糖尿病肾病中晚期的患者。其原因是大量蛋白从尿中丢失，导致血液中蛋白浓度减低，血液胶体渗透压下降，而胶体渗透压是一种保留水分的力量。因此，水分从胶体渗透压低的部位流向胶体渗透压高的部位，即从血管流向组织间隙，从而出现水肿。水漏出至组织间隙的同时，在重力的推动下，首先储积在下垂部位，如下肢。如果此时患者合并下肢静脉回流不畅，脚肿就更明显了。当然，此类水肿不会仅仅局限在下肢，随着疾病的进展，肾病性水肿会越来越严重，出现全身水肿甚至出现胸腔、腹腔、心包的积液，会对患者生活产生严重的影响。

12 水肿为什么时轻时重？

有病友会观察到，水肿并不是一成不变的，常常会有轻重变化。比如早上眼睑肿，晚上不肿了；晚上脚踝肿，早上不肿了。这是什么原因呢？其实水肿的程度不仅和病情相关，还和很多生活因素相关。比如盐的摄入、体位变化、药物应用等。

人体摄入过多食盐，一方面渴感增加，饮水增多；另一方面，肾脏会重吸收更多的水分返回血液循环，这都会加重水肿。因此，我们往往会建议水肿的患者低盐饮食。

水肿可随体位变化而变化，简单的理解就是水往低处流。当平卧时，水肿常出现于腰背部或颜面等疏松组织；半卧者常见于骶尾部、会阴、阴囊；坐位和站立位时，水肿多出现于下肢。这一点也可以解释晨轻夜重的下肢水肿了。多余的水分还是那些水分，只不过辗转于各部位罢了。

有些药物也会导致水肿加重。比如糖尿病患者常使用的胰岛素和胰岛素增敏剂罗格列酮、吡格列酮等，会在用药早期使患者出现颜面部或下肢的轻度水肿。降压药物中的钙通道阻滞剂、β 受体阻滞剂也可以引起水肿。这种药物性水肿一般于用药后发生，停药后消失，主要表现为局限性水肿。如果不影响生活，可无须调整药物，但若水肿进行性加重，则需要改换其他药物。

13 尿里有泡沫是肾脏病吗？

在判断泡沫尿时，我们需要观察泡沫的性状。如果尿液中出现大小不等的泡沫并很快消失，这属于正常生理现象。如果尿液中泡沫细小且持续不消退，则可能是蛋白尿的表现。一旦出现肉眼可见的难以消散的泡沫尿，则提示尿蛋白漏出，此种情况多为肾脏病所致。同时可以出现血浆蛋白降低，伴四肢、颜面水肿，此时需要高度重视，并去医院进行尿蛋白定量检测确诊。糖尿病患者也会出现尿液中泡沫增多现象，这是因为尿液中糖分含量增高，导致泡沫出现，泡沫较大，很快可消散；一般可伴有尿频或者消瘦等症状，需要进行血糖及尿糖测定来确诊。当泌尿道发生感染时，因尿液中存在较多的脓细胞、白细胞或微量的蛋白等，可造成泡沫增多，此种情况一般伴有尿频、尿急、尿痛的症状，需要完善尿常规检查。尿液呈极度浓缩状态时，可出现泡沫增多，一般表现为尿色发黄、尿量不多；通常没有任何排尿刺激感，多饮水后尿色可以恢复至清亮颜色，泡沫也可消失。因此，观察到泡沫尿时，我们需要谨慎对待，完善尿常规检查是方便经济的筛查方法。

14 尿的颜色异常分别提示哪些问题？

正常情况下，尿液的颜色多为透明、淡黄色或黄色，根据饮水量的多

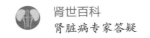
少和尿液浓缩程度的不同，颜色会稍有差异。在病理情况下，尿液可以表现为多种异常的颜色。

白色尿：白色尿液常提示乳糜尿，颜色混浊如乳汁，这是由于淋巴管受损伤，导致淋巴液进入尿路而形成的。常见于丝虫病、腹腔肿瘤、胸腹创伤，或者大手术、结核感染灶压迫肾周围淋巴管等情况。当泌尿系统感染出现脓尿时，尿液也呈乳白色，与乳糜尿相似，但患者常有尿频、尿急、尿痛的症状。当尿液放置一段时间后，由清亮变为乳白色，常提示结晶尿，其中以草酸盐、磷酸盐和尿酸盐结晶为主，尿常规检查可见大量晶体结构物质。

红色尿：每 1000 毫升（mL）尿液中，含 1mL 血液，即可出现红色尿，我们称为"肉眼血尿"。泌尿系统的炎症、结石、肿瘤、外伤、结核等都可出现肉眼血尿，也可见于血液系统疾病。当然，某些药物也可以引起尿液变红，如氨基比林、苯妥英钠、利福平等，我们称为"假性血尿"。

酱油色尿：有时尿液呈现棕色或红棕色，常常是尿液中混入血红蛋白或肌红蛋白而导致的，我们称为"血红蛋白尿"或"肌红蛋白尿"。血红蛋白是红细胞内的重要成分，肌红蛋白是肌肉细胞的成分，因此酱油色尿常见于合并严重红细胞破坏或肌细胞破坏的疾病，比如阵发性睡眠性血红蛋白尿、恶性疟疾、溶血、横纹肌溶解等。

绿色尿：尿液呈现绿色可见于尿路铜绿假单胞菌感染。此外，肝胆疾病导致胆汁淤积、胆红素通过尿液排出，当胆红素发生氧化，就变成了胆绿素，使尿液发绿。

15　血尿颜色越深，肾脏病越严重吗？

肾脏病的严重程度和血尿的颜色深浅不一定相关。比如发生尿路感染时，可出现尿液混浊、不清亮，甚至出现鲜红色或洗肉水样的血尿。这种血尿产生的原因，是感染导致的尿道黏膜损伤，并不代表肾单位的破坏程度。尿路感染给予正确的治疗是可以及时控制的，如果不是反复发生的上尿路感染，极少导致肾功能不全，因此其预后是好的。还有一种反复发作的肉眼血尿，可见于青春期至 40 岁左右的男性，尤其是常见于 13~16 岁的青少年瘦高体型者，被称为胡桃夹综合征 (nutcracker syndrome)，即左肾静脉压迫综合征。简单地说，这种血尿就是因为左肾的静脉受压，从而引起肾脏局部血液回流受阻导致的；血尿在运动后可加重，但预后较好。慢性肾炎的患者，甚至已经隐匿进展为慢性肾功能不全的患者，很多都未曾发生过肉眼血尿。肉眼血尿的患者不一定比仅表现为潜血阳性的患者预后差。相比于尿检，肾脏的病理改变与肾脏病的预后具有更好的相关性，这也是肾活检在临床中尤为重要的原因。

16　起夜是肾不好吗？

起夜又称夜尿。正常情况下夜间排尿不超过 2 次。夜间入睡后，机体代谢率低，肾小球形成的原尿可以被肾小管充分重吸收，因此夜间尿量形成明显少于白天。夜尿增多是指排尿次数增多或夜间尿量超过白天，它是肾脏浓缩功能出现减退的表现。

对于长期高血压的患者，如果出现夜间尿量增多，需要警惕早期的高血压肾病。这是因为长时间的高血压可以引起肾脏小动脉的硬化，导致肾

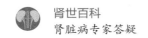
脏供血减少，而肾小管对缺血的耐受性差，因此肾小管功能损害先发生，表现为对尿液的浓缩功能下降，典型的表现就是夜尿增多。当然，任何以慢性肾小管间质损害为主的疾病，都可以出现夜尿的增多，比如风湿类疾病中的干燥综合征、长期滥用药物导致的小管间质性肾炎等。因此，起夜是肾不好的民间说法，虽然笼统，但确有一定的道理。

当然，随着年龄的增大，肾小管重吸收功能呈现生理性的衰退，因此老年人夜尿可能会较年轻人增加，但一般不会超过白天尿量。老年男性合并前列腺增生时，出现尿频症状，尤其是夜尿次数增多，每晚可达4~5次，但夜尿总量并不会明显增加，这时需要针对前列腺肥大进行治疗。还有一些失眠或精神紧张的患者，夜尿次数增多可能是精神性尿频的表现。

17 什么是尿多、尿少、尿频？

正常人的尿量一般为每天1000~2000mL。肾脏有强大的调节作用，通过改变尿量和尿液的成分来维持身体内部环境的稳定，并促使机体适应不同的环境。其中，尿量与水的摄入和丢失有关。饮水量的多少、食物药物的影响、出汗或皮肤隐性排水、腹泻、呕吐、呼吸道水分丢失程度等，都会影响尿量。

尿量的异常常指尿量的异常减少或增多，当每日尿量大于2500mL时称为多尿，大于4000mL则为尿崩，饮水过多或使用利尿剂可使尿量增多，而尿崩症除药物性因素外，大多是病理因素造成的，常分为肾性尿崩症、中枢性尿崩症和妊娠期尿崩症；每日尿量小于400mL称为少尿；小于100mL称为无尿。

当尿量每天小于500mL时，机体产生的代谢废物就难以全部通过肾脏排出，因此会出现代谢废物储积，血液检测提示尿素氮、肌酐增高，同时患者出现逐渐加重的水肿。肾脏就像一个内环境净化器，无尿和少尿就相当于净化器不工作，会使废液排不出去。造成废液生成减少的原因常分为三种：净化器原料供给障碍（肾前性）、净化器故障（肾性）、净化器下游排泄管道阻塞（肾后性）。比如：大量出血、严重呕吐腹泻、烧伤体液丢失、严重低血压导致的肾灌注不足，此时发生的少尿属于肾前性少尿；多种类型的肾炎、小管间质损伤导致的少尿，属于肾性少尿；而尿路结石、肿瘤阻塞引起的少尿是肾后性少尿。

尿频属于排尿异常，指每日排尿＞8 次，常伴随尿急、尿痛症状。它是尿路刺激征的表现，不一定有尿总量的增多。常见于尿路感染、尿道综合征及膀胱肿瘤等。

18 "腰痛是肾病，肾病会腰痛" 的说法对吗？

这种说法不对，腰痛不一定是肾病，肾病不一定会腰痛。

腰痛是一种非特异性的临床症状，也就是说，腰痛通常是很多疾病共同的表现。腰部从浅至深涉及多个组织器官，如皮肤、皮下、肌肉、脊椎、肾脏，它们发生病变都可以引发腰痛。不同病因导致的腰痛部位和性质不一样，伴随的症状也不同。我们需要留心腰痛是两边痛还是中间痛，是上腰痛还是下腰痛，是胀痛、绞痛还是刺痛。泌尿系统疾病中可以引起腰痛的有泌尿系统结石、肾积水、肾盂肾炎、急性肾小球肾炎、肾梗死、肾肿瘤。肾脏病引起的腰痛往往发生在腰两侧，为绞胀痛。腰椎疾病的腰痛累及的部位在中间，风湿性疾病如强直性脊柱炎则表现为下腰痛。皮肤局部的疱疹呈剧烈的沿神经走行的刺痛或烧灼痛，腰大肌脓肿是部位较固定的红肿

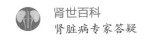
热痛。腰肌纤维织炎与腰部肌肉、筋膜的劳损有关，表现为腰部弥漫的钝痛，尤其以两侧腰肌和髂嵴上方明显。

临床上，很多肾脏病是不会有腰痛表现的，比如慢性肾小球肾炎、肾病综合征。有些患者甚至进入终末期肾病时也不会出现腰痛症状。

19 肾盂肾炎是慢性肾炎吗？

有些病友曾经患过肾盂肾炎，一直心有疑虑，因为民间传说肾炎是不能治愈的。其实不然，肾盂肾炎和慢性肾炎是完全不同的两类疾病，在治疗方法、预后上都是不一样的。

肾盂肾炎是泌尿道感染的一种，常表现为尿频、尿急、尿痛，即尿路刺激征。它是由各种病原微生物在尿路中生长、繁殖而引起的感染性疾病。根据尿路感染发生部位，可分为上尿路感染和下尿路感染。上尿路感染就是肾盂肾炎，下尿路感染则指膀胱炎及尿道炎。肾盂肾炎除有尿频、尿急、尿痛外，多伴发热、腰痛等全身症状。但是，只要根据药敏结果正规使用药物、消灭病原，肾盂肾炎这类感染是可以控制的，急性肾盂肾炎是可以治愈的。因此，肾盂肾炎导致慢性肾功能不全、尿毒症的情况较少。

肾盂肾炎中的"炎"是指感染性的炎症，慢性肾炎虽然也带有"炎"字，但它不属于我们平常所说的感染，而是指免疫系统的紊乱状态。慢性肾炎可治、可控，但是在目前的医疗条件下完全治愈慢性肾炎比较困难，治疗效果也不是大众熟知的"消炎药"能达到的。不同病理类型的肾炎，需要用不同的治疗方案，有些需要用激素或免疫抑制剂。慢性肾炎若没有及时诊断、合理治疗，病程逐渐进展就可能发展为肾功能不全，甚至尿毒症。

20 难降的高血压是肾脏病常见表现吗？

有一些肾脏病患者并不是在肾内科就诊时被诊断的，而是在心血管科被首先诊断的。这是因为，有些肾脏病患者，早期除了发现血压增高外没有任何其他症状；而且患者的血压升高难以控制，常需要联合多种降压药才能达标。难降的高血压，确实是肾脏病的常见表现。

肾脏病与高血压常是一对难兄难弟。高血压可导致肾损伤，同时肾脏病可加重高血压。肾脏病并发高血压之所以比原发性高血压病难以控制，是因为肾脏是排水排钠、分泌血压调节性物质的重要器官。肾脏发生损伤时，肾脏排水减少、尿钠的重吸收增加，这使体内的水盐负荷加大，血压就会升高。另外，肾脏是参与肾素－血管紧张素－醛固酮系统分泌和效应发挥的重要器官，这类激素可以导致血压的急剧升高。尤其是存在肾动脉狭窄、肾灌注不足时，肾素－血管紧张素－醛固酮系统的分泌和活性明显增高，常规的生活方式、单种降压药甚至 3 种降压药联用，都无法使血压控制在 140/90mmHg（血压的计量单位为毫米汞柱和千帕，换算关系：1mmHg ≈ 0.133kPa）以下。此时，我们需要警惕高血压背后是否存在肾脏病，及时就医检查非常必要。

第 3 章
肾脏病的检查

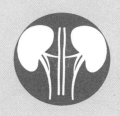

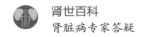

21 为什么说肾脏是"哑巴"？

所谓"肾脏是哑巴"，意思是肾脏病往往在早期并不会呈现出特殊的临床表现。肾脏是个很坚强的"哑巴"，可以带病坚持上岗，即使肾脏组织已经损伤50%以上，仍可能没有任何症状。如果患者出现明显的临床症状，往往是肾脏已经遍体鳞伤，甚至危及生命安全了，所以定期体检对于肾脏病的早期筛查尤为重要。具体而言，我们需要定期完善尿常规、肾功能、泌尿系彩超等检查。尿常规对肾炎、肾病综合征、尿路感染等常见肾脏病有较大的诊断价值，是一项简便的检测手段。肾功能检查有助于评估肾脏排泄代谢产物的功能，帮助诊断肾功能不全、高尿酸血症/痛风等疾病。

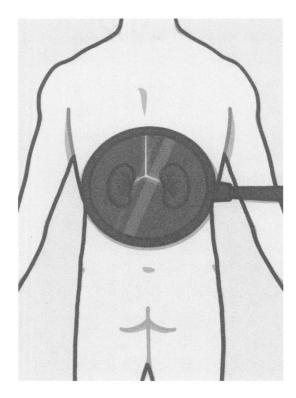

泌尿系彩超能够查看肾脏等泌尿系器官的大小及结构，有助于筛查泌尿系结石、多囊肾等疾病。高血压、糖尿病等常见的慢性疾病容易累及肾脏导致肾功能不全，因此这类患者也应定期检查。如果已经有了某些症状，则应当尽早去医院做较全面的检查；即使没有症状，一般也须每年进行一次体检；对于已有高血压、糖尿病的患者，则应根据病情每年检查 2 次或以上。

22 尿蛋白定量检查时如何留取 24 小时尿液？

尿蛋白定量是肾内科临床上一种常用且重要的检查，需要病友正确留取 24 小时的小便标本，以便医生准确地诊断疾病及评估病情。在留取 24 小时尿液标本之前，准备一个较大容积的容器，容量一般为 2~4 升，并在留取标本之前预先加入适量的防腐剂，如甲苯等。开始留取尿液的当日早晨，应当选取一个时间点，如早 7 点，在这个时间点无论受检者是否有尿意，都应排空膀胱，并丢弃该部分尿液。从这个时间点开始计时，此后的 24 小时，所排出的全部尿液都应留取收集于该容器之中，至次日早晨的同一时间点。在次日的该时间点，无论是否有尿意，都应排空膀胱，并将最后一次的尿液收集于容器中。尿液标本收集结束后，应当准确测量并记录 24 小时的尿液总量，尿液进行检测前应当充分混匀，从中取出适量的用于检测。值得注意的是，在留取 24 小时尿液标本的当天，不必刻意地控制饮食或增加饮水量，只需要正常饮食、饮水即可，同时当天不要进行剧烈运动。此外，女性月经期不宜留取 24 小时尿液标本；如果白带较多，需要每次小便之前清洗外阴后再留取标本。

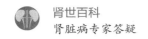

23 **没尿的时候能挤点儿尿留标本化验吗?**

不能。留取尿液标本需要选择清晨起来第一次小便,清洁外阴(尤其是女性)后的中段尿,化验结果方能准确。如果没有尿,硬挤点儿尿液化验,尿液标本可能会因为带一些尿道口的污染物,以及过度浓缩,导致结果不准确。

24 **普通人如何筛查肾脏病?**

慢性肾脏病通常起病隐匿、进展缓慢,临床表现不典型,容易被忽视和耽误,早期发现和早期治疗能有效延缓肾脏病的进展、改善预后。一般情况下,为了避免出现得了肾脏病而不自知的情况,我们可通过以下检查排除肾脏病。①尿常规:看是否有尿潜血、尿蛋白、尿细菌、红细胞、管型等。②肾功能:看血肌酐、尿素氮及尿酸是否在正常范围内,血肌酐因受年龄、性别及体型的影响,需经医生判断是否正常。③彩超:看肾脏的大小、形态是否正常,有无结石、囊肿,是否有输尿管膀胱异常,有无扩张、积水等。④特殊人群检查:如有糖尿病、高血压等基础疾病患者,完善尿微量白蛋白和肌酐比值的检查,有助于早期发现肾脏病。⑤血压:部分患者血压升高的原因源自肾脏病,所有首次发现高血压的患者均需进行肾脏病的筛查,避免漏诊。

25 **血肌酐在正常参考范围内,肾功能就是正常的吗?**

不是。血肌酐主要来自我们自身肌肉的代谢和摄入的肉食,不同身高体型及饮食习惯的人，血肌酐参考范围有差别。在常规体检报告中，肾功能中血肌酐的参考范围在 50~110 微摩尔 / 升（μmol/L），并不是肌酐值落在参考范围内肾功能就正常。一般情况下，我国成年男性的血肌酐水平大约在 80μmol/L，女性在 60μmol/L 左右，这是基于男性和女性体型和肌肉含量的缘故。如果高于正常值，例如女性血肌酐达 100μmol/L，这时要考虑是否存在肾脏病，需要去专科就诊并系统排查。

26 哪些原因会导致血肌酐快速升高？

正常情况下，慢性肾衰竭的患者血肌酐可有小幅波动，但总体相对稳定，起伏不大，如果短期内血肌酐快速升高，需要考虑是否存在以下情况：①各种感染，如肺部感染、尿路感染、胃肠炎、扁桃体炎、牙周炎等；②脱水，如呕吐、腹泻、失血、烧伤等；③肾毒性药物，如抗生素、镇痛药、造影剂、部分中药制剂等；④未控制的严重高血压；⑤尿路梗阻，如肾结石、前列腺肥大、肿瘤等；⑥肾脏病本身没有得到有效控制或急性加重等。

27 什么是血尿素氮？

血尿素氮是蛋白质在体内的代谢产物。人体摄入蛋白质后，蛋白质会分解为氨基酸，氨基酸在体内分解经肝脏代谢生成尿素。因此，尿素的生成量取决于饮食中蛋白质的摄入量、组织蛋白的分解代谢及肝功能。尿素经肾小球滤过排出，在肾实质受损害时，肾小球滤过功能下降，尿素氮升高。另外，在严重脱水、大量腹水、心力衰竭等情况导致的肾脏血流不足时，血尿素氮也可升高。在急性传染病、高热、上消化道大出血、大面积烧伤、

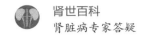
高蛋白饮食等情况下，血尿素氮也会升高。

28 哪些抽血化验指标能比较直接地反映肾功能？

除了常规的肾功能检查，β2-微球蛋白也是反映肾小球滤过功能的指标。正常人血中β2-微球蛋白浓度很低，当肾小球滤过功能下降时，血中β2-微球蛋白水平升高。β2-微球蛋白有别于血肌酐，与年龄、性别、肌肉组织的多少等均无关。但是，当体内有炎症或肿瘤时，血中β2-微球蛋白水平也可升高。血清胱抑素C是反映肾功能是否有早期受损的重要指标，如果单纯的血清胱抑素C偏高，提示肾功能有一定的损伤，要注意保护肾功能，定期复查；如果同时还检查出血尿素氮及肌酐升高，则需要考虑可能是肾功能不全。

29 尿常规和尿沉渣的区别是什么？

尿常规和尿沉渣都是对患者尿液的检查，区别主要在于检测方法和检测项目不同。尿常规是用尿干化学方法对尿酸碱度（pH）、红细胞、白细胞、亚硝酸盐、尿糖等10个项目进行检测，这个检测是比较粗糙的，只是基本的定性检测。尿沉渣是指将尿液进行离心，取离心之后的尿液进行显微镜下检查，在显微镜下检查可以明确看到白细胞的数量、红细胞的数量及管型的具体情况。影响尿常规检测的因素比较多，比如服用药物、大量食用含维生素C的食品，以及尿酸碱度改变等都会对检测结果造成影响，这时要结合尿沉渣结果综合判断。

30　什么是肾小球滤过率？

肾小球滤过率是反映肾功能的指标，比血肌酐更准确，正常参考范围在 90~110 毫升 / 分钟（mL/min）。肾小球滤过率在临床上应用广泛，但并不是每个体检中心或医院的化验报告单上都有这项指标；如果没有，可以根据血肌酐、年龄、性别、身高等数值套用计算公式估算得出（可上网查询计算公式）。目前根据国际上公认的慢性肾脏病（CKD）分期，根据肾小球滤过率的不同把慢性肾脏病分为 5 期，即 CKD1、CKD2、CKD3、CKD4、CKD5 期。一般来说，处于 CKD3 期即为肾功能不全，CKD5 期即为终末期肾衰竭。健康人如果没有肾脏病的临床表现及检查异常结果，估算肾小球滤过率大于 60mL/min 即为正常。

31　尿蛋白阳性就是肾脏病吗？

不是。单次尿常规检查中尿蛋白为（±）（+）或（++），不一定是肾脏病。正常人在生理状态不稳定时，如剧烈运动、发热、寒冷、精神紧张、交感神经兴奋等情况下，可出现短暂性尿蛋白增多，这些情况解除后尿蛋白可恢复正常。此外，留取尿标本不合格，如女性尿标本中有阴道分泌物或为月经期，或合并膀胱炎、尿道炎、尿道出血等情况，尿蛋白可呈阳性。因此，一次尿常规检查尿蛋白呈阳性，不能简单地等同为肾脏病，需要复查，必要时做进一步检查并去专科就诊。

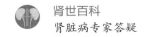
32 为什么尿常规的蛋白 "+" 和 24 小时尿蛋白定量结果不一致？

正常情况下尿常规蛋白定性应为阴性，24 小时尿蛋白定量小于 0.15 克；当出现肾脏病时，尿蛋白可表现为阳性，24 小时尿蛋白定量升高，但二者基本保持一致。如果出现二者不相符的情况，首先需排除留取标本的错误，如尿常规检测标本留取的不是晨起清洁中段尿，或 24 小时尿液标本有遗漏尿液或者多留尿液情况。如果排除标本留取误差，则以 24 小时尿蛋白定量为准。因为尿常规蛋白的阳性与尿液浓度变化有明显的关系：当喝水少、出汗多、尿液浓缩、尿比重增加时，尿蛋白原本（+）可能变（++）；而在喝水多、尿液稀释、尿比重低时，尿蛋白可能由（++）变为（+）。所以，在两者不一致的情况下，应选取 24 小时尿蛋白定量结果作为参考。

33 慢性肾脏病患者 24 小时尿蛋白定量必须降到正常吗？

不同的肾脏病类型，治疗难度不同，进展为尿毒症的风险不同，治疗目标也不一样。肾脏病患者的尿蛋白降到了正常当然是好事，但只要能达标，就已经足够好了。相比于完全治愈，临床治愈更常见，肾脏病的治疗目标不是治愈，而是"达标"。按不同的病理类型来说，微小病变肾病的治疗目标为尿蛋白转阴，定量正常；IgA 肾病等大部分慢性肾炎患者，尿蛋白的治疗目标为控制在 24 小时尿蛋白小于 0.5 克；膜性肾病尿蛋白的治疗目标为降幅 50% 以上或低于 3.5 克。因此应按照具体的病理类型、病情分别看待。

34 有必要查尿微量白蛋白吗？

有必要。对于有些轻微的肾脏病，或某些肾脏病的早期，尿蛋白超标非常少，尿常规蛋白定性可以表现为阴性，24 小时尿蛋白定量亦可表现为正常，容易出现漏诊。而尿微量白蛋白是非常敏感的指标，早期肾损害时即可发现异常。因此，对于这类患者，完善尿微量白蛋白很有必要。

35 体检发现血尿怎么办？

体检发现血尿一般是指尿常规中的尿潜血项目阳性，而尿中有血红蛋白、肌红蛋白存在即可出现潜血阳性。如有红细胞存在，则需考虑泌尿系统疾病，如肾小球肾炎、感染、结石、肿瘤等。如果未发现红细胞，则有以下可能：①结合尿比重，尿比重低时，有可能是红细胞被稀释；②需结合标本放置时间，有可能是放置时间长，红细胞被破坏；③还需考虑溶血；④肛周病变如便秘、痔疮、肛裂患者也会有尿潜血阳性。一般体检报告血尿后需前往肾内科进一步就诊，不能掉以轻心。

36 尿潜血是肾炎吗？

尿潜血不一定是肾炎。潜血阳性时我们需要考虑几个问题。首先，排除试验假阳性。潜血试验是通过机器检测氧化反应的结果，氧化反应阳性，既有可能是对尿里中细胞的反应，也可能是对非红细胞成分发生了阳性反应，比如尿道壁的脱落细胞。这时我们需要通过显微镜检查明确尿液中是否含有红细胞。镜检如果是每个高倍镜视野下红细胞超过了 3 个就考虑是

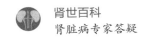
血尿。其次，我们需要判断红细胞是来自肾脏还是肾脏以外。尿沉渣镜检可以通过检测尿红细胞形态来判断红细胞来源。如果红细胞以不规则形态为主，超过 60%，说明这些红细胞来自肾小球，它们是在通过肾小球滤过的时候，细胞膜受挤压后破损，造成了红细胞的变形，这种情况被称为异形红细胞尿。来自肾脏的可以考虑肾炎，不是来自肾脏的，往往是由于尿路感染、结石或肿瘤引起的，就不是肾炎了。

37 肾脏彩超提示肾实质回声增强就是慢性肾炎吗？

不一定。"实质回声增强"是超声检查的术语，正常 B 超下表现为少回声，也就是实质回声均匀。肾脏彩超提示肾实质回声增强在很多肾脏病患者的彩超报告中都可以看到，但不能仅凭彩超报告肾实质回声增强就确诊慢性肾炎或确定有肾脏病。它还可见于肾脏本身由于感染引起炎症的时候，另外肾脏钙化也有可能出现肾脏局部的实质回声增强。因此肾实质回声增强是非特异性的影像学表现，确诊还需结合血、尿等相关检查，经专科医生进一步系统诊治。

38 肾囊肿严重吗？

体检报告中常有彩超提示肾囊肿的情况，可为单侧或双侧肾脏，少则一个，多则三五个。对于这种情况，大多考虑单纯性肾囊肿。如果囊肿不大，数目不多，一般半年到一年复查彩超即可，不必过于紧张。如果囊肿逐年增多增大，甚至出现腰背部及腹部疼痛等情况，就需要前往专科就诊，必要时进行手术治疗，如穿刺抽液或去顶减压等。一般而言，单纯性肾囊肿不会引起严重的后果，不用过于担心。

39 什么是多囊肾？

多囊肾指的是肾脏有多个囊肿，甚至多到成百上千个，严重的患者整个肾脏布满了大大小小的囊肿，且肾脏体积明显增大。它属于遗传病，患者年幼时肾大小形态正常或略大，随年龄增长囊肿数目及大小逐渐增多和增大，多数患者到四五十岁时肾体积增大到相当程度才出现症状。多囊肾可以压迫周围的脏器，出现肾区的疼痛、高血压，还会引起肾功能不全甚至是尿毒症。

40 单侧肾萎缩怎么办？

部分患者在体检中或因其他疾病就诊的过程中，彩超或 CT 报告为单侧肾萎缩。这种情况可能归于两种原因：第一种即先天性发育异常，胎儿在母体内单侧肾发育不全；第二种为继发性肾萎缩，即由于各种肾脏病所致，如肾结核、一侧肾动脉狭窄等。单侧肾萎缩可无明显临床症状，部分患者肾功能减退。不论哪种情况，一旦发现单侧肾萎缩，均需进行全面的检查，明确肾功能及其他脏器功能情况。如无特殊情况，定期复查即可；如有异常，则需进行相应的治疗，避免快速进展为尿毒症。

41 体检发现肾结石怎么办？

体检如果发现存在肾脏结石，需要根据结石的大小、位置、有无积

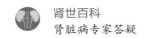
水、有无感染等，来进一步决定如何治疗。一般来说，如果肾脏结石小于6毫米，可以保守治疗，适当多饮水、多排尿，绝大多数可以自行排出体外；如结石较多、位置不佳，甚至有疼痛、血尿等症状，需及时前往医院系统诊疗。明确肾结石后，日常生活中需注意适当多饮水，保持每日尿量在2000毫升以上，适当进行运动，可进行打篮球、跳绳、爬楼梯等活动。饮食上，草酸盐结石的患者避免进食浓茶、菠菜及花生等坚果，尿酸结石的患者避免进食动物内脏、海鲜、肉汤等，高钙尿症患者应避免进食牛奶、豆制品等。

42 肾脏的影像学检查有哪些？如何选择？

肾脏的影像学检查包括X线、超声、CT、磁共振（MRI）及放射性核素显像等，根据各自不同的特点选择相应的检查。①肾脏超声：临床上应用最普遍的无创肾脏影像学检查，可明确肾脏的大小、形态，肾实质的厚度及回声的强弱，区分囊性或实性结构，对发现肾积水非常敏感，也可检测肾血管内径及肾静脉瘤栓。②X线：包括腹部平片和静脉肾盂造影。腹部平片可观察肾脏的形态轮廓，是否有钙化灶及不透X线的阳性结石。静脉肾盂造影通过使用造影剂观察肾盂肾盏的形态是否规则，了解肾盂、输尿管有无梗阻及占位，粗略地反映双肾滤过功能。③CT：临床应用普遍，尤其是增强CT，能观察肾结石、创伤、脓肿、占位及畸形等，CT血管造影可显示肾脏血管，有助于诊断肾动脉狭窄。④MRI：适用于不能使用造影剂的患者，如造影剂过敏或肾功能损害的患者，能观察肾脏的形态结构及血管等。⑤放射性核素显像：主要提供肾脏的功能性信息，其优势在于可明确测定单侧肾脏功能，有助于医生对两侧肾功能分别进行判断处理。

43 肾穿刺活检有必要做吗？

答案是肯定的。肾穿刺活检是协助明确肾脏病变的重要方式。如成语"盲人摸象"，提醒我们片面的认知是有局限性的，而肾活检就是避免肾脏病诊治中出现片面认知的有力武器。如果不做肾活检，肾脏病的诊断、治疗和预后判断则均依赖于经验。不是经验不可靠，而是经验会出现偏差。肾脏病的类型多种多样，病因及发病机制各不相同，很多时候肾脏病的外在表现与肾脏的组织学改变并不完全一致。即便是同一个患者，肾脏病在不同阶段也在不断变化。为明确病情，指导和调整治疗方案，准确地判断预后，及时的肾活检穿刺检查是非常必要的。现阶段，依赖肾穿刺活检的肾脏病理检查结果已经成为肾脏病诊断的"金标准"。

44 肾穿刺活检能治好肾病吗？

肾穿刺活检是现阶段肾脏病诊断的"金标准"之一，对于明确诊断、选择治疗方案和判断预后均具有重要意义。正因为它的重要意义，很多人就误把肾穿刺活检看作一个大手术，认为经历了活检术就理所当然能治好肾脏病。其实，肾穿刺活检是一项检查，而并非是一种治疗，是一项重要的可以辅助治疗的检查。通过活检明确肾脏病变，可以更精准地掌握肾脏情况，从而选择更有针对性的治疗方案，对保护肾脏功能、延缓肾脏损害具有重要作用。对急进性肾小球肾炎、狼疮性肾炎、血管炎相关肾损害等肾脏病而言，根据肾活检的结果，及时采取积极有效的治疗方案对于改善预后具有决定性意义，一旦错失良机，急性损害会迅速转入慢性不可逆阶段。对于活检发现的慢性病变，即便未必能够改变最终的结局，也可以通

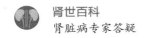
过及早采取有效的治疗措施来延缓疾病的进展。

45 肾病不严重可以不做活检吗？

大家能够感觉到的疾病轻重，更多的是根据自身的舒适程度及对日常生活、工作影响大小的主观判断，而并非肾脏本身病理改变的轻重或缓急程度。不做活检并不是就完全治不好肾脏病，但很多急性病变或者严重病变，在早期带给人的主观感觉并不明显，等到不适症状严重时可能就错失了最佳的治疗时机。其实，凡是有弥漫性肾实质损害的，包括原发或继发性肾小球疾病、小管间质疾病、肾血管疾病等，其病因、病变轻重、治疗和预后尚不明确者，为协助诊疗均可行肾穿刺活检。具体包括：①肾病综合征；②肾炎综合征；③急进性肾炎综合征；④各种持续性无症状尿检异常，包括蛋白尿和（或）肾小球源性血尿；⑤急性肾功能不全、病因不明；⑥不明原因的慢性肾功能不全且肾脏形态结构无明显萎缩或变小；⑦移植肾出现不明原因肾功能减退、肾功能延迟恢复、排斥反应及怀疑复发或新发的肾小球疾病等。另外，如果病情或治疗需要，也需要酌情考虑重复肾活检。

46 我想做肾活检，但医生却说我不适合，这是为什么？

肾活检可以协助肾脏病的诊疗，但并非每个人都适合做肾活检。出现下面情况的患者就不适合或者暂时不适合做肾活检：①有明显出血倾向者；②先天性孤立肾者；③肾脏血管瘤、海绵肾或多囊肾；④有肾萎缩的慢性肾功能不全；⑤局部有活动性感染疾病，如急性肾盂肾炎、肾脓肿、肾结核等；⑥较大的肾肿瘤；⑦大量腹水；⑧过度肥胖；⑨血压控制不佳的高血压患者；⑩未能纠正的重度贫血患者；⑪异位肾或游走肾；⑫精神病患者或不能配合操作者。当然，这些情况不是一成不变的，比如感染控制、血压纠正、凝血功能改善后适宜做肾活检时，可以酌情考虑肾活检。

47 肾脏缩小做不了活检，是不是说明肾脏病没法儿治了？

肾穿刺活检对于确诊肾脏病具有重要意义，但对于暂时不需要、不适宜或者因身体及其他原因无法进行肾活检的病友而言，即便肾脏已经缩小，肾脏病也是有方法可以治疗的。这种治疗多属于经验性用药，根据患者年龄、尿蛋白定量水平、尿红细胞多少、发病的轻重缓急、抗磷脂酶 A2 抗体（PLA2R，主要用于协助诊断膜性肾病）的水平等，综合分析患者可能的病变情况，经验性给予治疗，包括免疫抑制剂如糖皮质激素、环磷酰胺、他克莫司、环孢素等，对症治疗如降压、利尿消肿、降血脂、抗凝等。如经过经验性治疗后病情无缓解或进一步加重，仍需要待时机合适后行肾穿刺活检明确病理类型，以便更有针对性地选择用药。对于肾脏已经萎缩、病变进入慢性阶段的病友而言，通过各种经验性的、积极有效的对症治疗，仍然有机会大幅度延长进入尿毒症甚至需要透析的时间。

48 肾穿刺活检伤肾吗？会不会导致肾虚？

中医认为肾主恐，因此在传统中医文化的熏陶下，一旦涉及所谓伤肾、

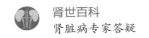
导致肾虚的各种行为，大家都是非常谨慎的。这种谨慎有一定道理，那么肾穿刺活检到底会不会伤肾、导致肾虚呢？

人们常说的肾虚、伤肾中的"肾"是指中医脏腑学说五脏中的"肾"，而"肾穿刺活检"中的"肾"是西医根据人体解剖学、生理学和病理学定义的"肾脏"，两者虽有相同之处，但又并不完全相同。肾穿刺活检的肾是泌尿系统的主要器官，有内分泌功能，这与中医学认为"肾主水，主二便""肾主骨生髓""肾藏精，精生髓"的观点是比较一致的，但同时中医学中肾的很多功能又超出了西医中肾脏的功能。

我们说的肾穿刺活检，指的是用穿刺针从肾脏中取出少许肾组织以进行病理学检查。这是一项有创性的诊断技术，对肾脏病的诊疗具有重要作用。正常人一侧肾脏约有 100 万个肾小球，肾穿刺取 2~3 条肾组织、几十个肾小球，对于整个肾脏和肾功能的影响是非常小的。同时，随着活检操作技术的进步和超声技术的引入，医生们可以更清晰地了解肾脏的大小结构，便于精确定位，手术安全性和取材的成功率已有显著提高。肾穿刺毕竟是有创性的操作，为了将出血等肾活检各种并发症的发生率降到最低，要求患者在穿刺后卧床 24 小时，24 小时后才可以下床活动，尽量还要以休息为主。1 个月之内避免剧烈的体力劳动、活动及腰部的碰撞。

49 肾穿刺活检是不是特别疼？

肾穿刺活检属于有创检查，活检当时会有轻微的疼痛感。为了减少患者的痛苦，肾穿刺活检之前医生会建议患者进行吸气呼气锻炼，以快速配合完成肾活检穿刺术，减轻穿刺时的疼痛。肾穿刺活检时医生会给患者进行穿刺部位的局部浸润麻醉以减轻疼痛，麻醉后大部分患者穿刺时都不会有明显的痛感。但是不同的患者疼痛阈值是不一样的，即使应用麻醉药，少部分患者也还是可以感觉到不适甚至疼痛。另外，一部分患者在做完肾穿刺、麻醉药失效后疼痛感可能会较为明显，但这种疼痛一般持续不会超过 3 天，如果超过 3 天，需及时排除是否并发了感染、血肿或者炎症等情况。

50 肾穿刺活检是否两个肾脏都要做？

常规的肾穿刺活检并不是两个肾脏都做，一般只是选择其中一个肾脏。大多数选择的是右侧肾脏下极，因为右侧肾脏位置较低、便于穿刺、风险较小。临床上需要做肾穿刺的疾病主要是各种肾小球肾炎，不明原因的血尿、蛋白尿、肾功能异常等。这些肾脏病基本都是弥漫性的、双侧肾脏对称性的，而不是局限性的病变，所以一般选择其中一个肾脏做穿刺即可代表肾脏的病变情况。从安全角度而言，为避免大出血、感染等风险对患者肾脏的影响，单侧的肾穿刺活检也更加安全。

51 肾穿刺活检前后需要做什么？

肾穿刺活检前的患者常规准备工作如下。①饮食：手术当天进食半流质等好消化的饮食，如粥、汤面等，不要进食过饱，也不能空腹。②体位训练：练习术中所摆体位，即俯卧位，并在腹部垫以小枕。③呼吸练习：主要是练习吸气后屏气动作。④床上进食训练：准备床上进食的用品如吸管、勺子等，练习用这些用品在床上进食。⑤因术后需卧床 24 小时，很多人并不习惯床上大小便，为减少出血等风险，术前需练习至习惯床上大小便。⑥非急诊肾活检的女性患者应尽量避免月经期。⑦术前排便。⑧手

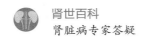
术当天需有家属陪护。

　　肾穿刺活检后家属应做如下护理工作。①配合医护人员测血压、脉搏，24 小时后没有特殊情况的话可以停止测量；如果血压波动大或偏低，应测至平稳，并配合医生接受相应的药物处理。②协助患者卧床 24 小时，避免腹压增高的动作，如咳嗽、用力排便等。若患者情况稳定，医生评估后认为情况许可，可适当下床活动。③患者多饮水，以尽快排出少量凝血块，注意观察尿液颜色是否有异常，配合留取尿液标本做 3 次尿常规检查。

52 肾穿刺活检后，要怎么补一补？

　　俗话说"民以食为天"，平素很多人都非常注重食补，尤其是大创伤、手术以后都想好好补一补，那么肾活检后到底需不需要补一补呢？其实肾脏穿刺活检手术只有较小的创伤，做这样的穿刺术后无须大补，正常饮食就可以。另外，对于一部分患者而言，如大量蛋白尿、明显低蛋白血症、高脂血症的患者，大补的食物会增加血栓形成等风险。为了保证安全，肾穿刺手术后患者必须保持良好的饮食方式，可以多喝水，避免进食生冷辛辣刺激性食物，不要进食过于油腻和不易消化的食物，避免血栓堵塞，卧床期间尽量不要吃容易引发胃肠胀气的食品（如豆类、牛奶等）。

53 肾穿刺活检后会不会加重血尿？

　　肾穿刺活检属于有创操作，绝大多数患者术后都有镜下血尿，而肉眼血尿（即穿刺后尿液中出现明显的红细胞，肉眼可以看到尿液呈红色或洗肉水样颜色）的发生率极低，大约 0.1%。多数肉眼血尿发生在术后第一次排尿，3~5 次排尿后尿色逐渐转清，一般不会超过 2 天。极少部分患者在术后 3~12 天会发生迟发性肉眼血尿。术前的呼吸锻炼、易消化饮食、排便准备及术后的卧床休息等都是避免或减少出血的有效措施。穿刺相关的血尿，在术后一般均可以迅速恢复，不会加重原本的血尿情况，也不会对本身的肾脏病变产生影响。

54 肾穿刺后有血肿怎么办？

肾穿刺后建议常规彩超复查有无血肿发生，如果出现血肿，先不要过于惊慌。肾穿刺活检术后的血肿是比较常见的，肾周的血肿大多为小血肿，不伴有明显的血尿，复查血肿无明显增大，通过卧床休息便能自行吸收消散，一般无后遗症遗留，不需要特殊处理。若出现相对较大的血肿，需注意监测血肿的大小变化、血尿情况、血压、血红蛋白改变及其他的并发症状。一旦出现肾穿刺后明显的血肿或出现肉眼血尿，需要卧床休息，直到血尿消失。在此期间要观察血肿情况、血红蛋白变化，以及有无其他伴随症状，如有无高血压和肾功能损伤等。一般较大血肿可在 3 个月内吸收，如果血压、血红蛋白明显下降，就需要酌情行手术治疗。

55 有必要重复做肾穿刺活检吗？

肾脏病的病情不是一成不变的，一旦肾脏病发生病情变化，适时重复做肾穿刺活检是非常有必要的。重复做肾穿刺活检，对于了解疾病的演变情况、有无新发病变、评估前期的治疗效果，以及判断患者的预后均具有重要作用。临床常见的重复肾穿刺活检的情况如下：①临床表现与既往病

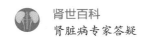

理变化不符，提示可能存在病理类型转变的疾病，如狼疮性肾炎需要进行重复肾穿刺活检；②标准的激素或者免疫抑制剂治疗效果不好的病理类型，比如局灶节段性肾小球硬化，为了明确病理变化和病情的发展，可以重复做肾穿刺活检；③既往激素免疫抑制剂治疗效果显著，但病情反复后既往治疗方案效果欠佳，考虑可能存在病理类型转变时；④较重的疾病类型，如新月体性肾炎，经过冲击治疗后了解治疗效果，便于制订后续的治疗方案时；⑤怀疑既往病理诊断的正确性时。

56 移植的肾能耐受肾穿刺活检吗？

移植肾穿刺活检是为实现肾移植近期和远期理想效果必不可少的工具。对于各种不明原因的移植肾的肾功能减退、肾功能延迟恢复、药物性肾中毒、慢性排斥反应，以及复发、新发的肾小球疾病，均依赖于肾穿刺活检明确移植肾的病变情况，肾穿刺活检是鉴别移植肾排异、药物毒性或感染的重要依据，有助于调整治疗方案和判断预后。正常成人的一个肾脏约有 100 万个肾小球，为保证穿刺病理的可靠性，取 2~3 条 1 厘米左右的肾脏组织，一般而言，每条肾组织仅包含 10 个左右的肾小球，因此，肾穿刺活检所取的组织只有移植肾的十万分之一，影响微乎其微。另外，移植肾穿刺活检也会发生常规肾活检后可能发生的出血、感染等并发症，充分的术前、术后准备有助于减少并发症的发生。

第 4 章
原发性肾脏病

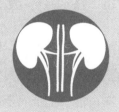

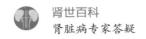
57 什么是原发性肾脏病？

原发性肾脏病是指原发于肾脏的疾病，病因尚不明确。常见的有急慢性肾小球肾炎、急进性肾小球肾炎、肾病综合征、IgA 肾病、隐匿性肾小球肾炎。其中急性肾小球肾炎常由 β-溶血性链球菌感染所致，主要由感染诱发的免疫反应引起。

58 急性肾小球肾炎与扁桃体炎有关吗？

扁桃体炎有可能会诱发急性肾小球肾炎，但它们之间并不存在必然联系。扁桃体炎大多数是和细菌感染，如链球菌感染有关，而细菌在体内可产生一些继发性的免疫反应，有可能会造成肾脏损伤，导致急性肾小球肾炎。

扁桃体切除对急性肾炎的治疗没有肯定的效果，但对于急性肾炎病情反复、经久不愈、有反复发作的扁桃体炎的患者，在病情稳定的情况下可考虑做扁桃体摘除术。

59 急性肾小球肾炎需要抗感染治疗吗？

急性肾小球肾炎急性期应卧床休息，待肉眼血尿消失、水肿消退及血压恢复正常后逐步增加活动量，饮食要以清淡饮食为主，不要吃辛辣刺激性的食物，盐不能摄入过多。如果有明确的证据考虑有感染存在，可以使用抗感染药物。

60 成年人会得急性肾小球肾炎吗？

急性肾小球肾炎主要发生于儿童，多于 5~14 岁发病。本病很少累及中老年人，但也偶有发病。因为没有典型的临床表现，成年人患急性肾小球肾炎后诊断比较困难，往往病情又较重，发生急性肾衰竭的比例较高，有时并发的其他器官的病症更明显，从而容易漏诊。在诊断不明确的时候，可考虑做肾穿刺活检帮助诊断。

61 急性肾小球肾炎能否治愈？

急性肾小球肾炎大多经过积极治疗可以治愈，多数患者在小时候患过急性肾小球肾炎，经过治疗后康复；部分患者发病时症状较重、肾脏病理重、有严重并发症的患者可逐渐变为慢性肾小球肾炎而无法治愈，或于临床痊愈多年后又出现肾小球肾炎表现。

62 急性肾小球肾炎患者不能吃盐吗？

很多急性肾小球肾炎患者有一个误区，就是觉得得了急性肾炎就不能吃盐。其实在水肿不严重、尿量不少的情况下并非要禁盐，只需要清淡饮食即可，食盐摄入量每天 5~6 克（g）；但如果出现了严重的水肿、高血压时尿量减少，那就需要严格限制食盐的摄入量（每天 3g 以下）。由于食盐的成分为氯化钠，而血浆晶体渗透压约 80% 来自钠离子和氯离子，摄入过多食盐时血浆晶体渗透压增高，对下丘脑视上核及其周围的渗透压感受器刺激增强，可引起抗利尿激素分泌增多，使肾脏远曲小管和集合管

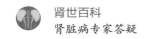
对水的重吸收增强，导致尿液浓缩和尿量减少，会加重体内水钠潴留，进而加重水肿、高血压及少尿。故急性肾小球肾炎患者不是不能吃盐，而是控制食盐的摄入量即可。当然，腊鱼、腊肉、培根、火腿、午餐肉、咸鸭蛋、辣椒酱、辣条、老干妈酱等也是要严格控制的，因为它们的含盐量相当高。适度控制盐分的摄入可显著降低肾脏病患者的血压和尿蛋白。

63 急性肾小球肾炎患者需要做肾穿刺活检吗？

急性肾小球肾炎和儿童激素敏感性肾病综合征一样，通常无须进行肾穿刺活检即可开始接受治疗。急性肾小球肾炎于下述两种情况时需及时进行肾活检以明确诊断、指导治疗。①少尿1周以上或进行性尿量下降、肾小球滤过率进行性下降。虽然少数急性肾小球肾炎可呈此种表现，但更多见于急进性肾小球肾炎。因两者的治疗方案不同，急进性肾小球肾炎需要早期行糖皮质激素冲击治疗或血浆置换治疗，故及时行肾活检明确诊断十分重要。②病程超过2个月而无好转趋势的患者。此时应考虑以急性肾炎综合征起病的其他原发性肾炎（如IgA及非IgA系膜增生性肾炎、系膜毛细血管性肾炎）及全身系统性疾病累及肾脏（如系统性红斑狼疮肾炎、过敏性紫癜肾炎）。

64 急性肾小球肾炎患者需要使用激素治疗吗？

急性肾小球肾炎的治疗以休息及对症治疗为主，不宜使用糖皮质激素及细胞毒药物治疗。急性期应卧床休息，待肉眼血尿消失、水肿消退及血压恢复正常后逐步增加活动；清淡或低盐饮食，肾功能正常者不需要限制蛋白质饮食，但肾功能异常的患者则应该限制蛋白质的摄入，明显少尿者应限制液体摄入量。

65 得了肾炎就不能吃黄豆和豆腐吗？

很多人认为得了肾炎就不能吃黄豆和豆腐了，这种说法其实是不科学的。黄豆和豆腐均属于优质蛋白，肾炎患者根据肾功能和疾病的病情进展，有相应的推荐蛋白摄入量。我们根据肌酐的水平，可以算出肾小球滤过率，根据肾小球滤过率将慢性肾脏病分为 1~5 期。在慢性肾脏病 1~2 期的患者，推荐正常蛋白饮食，即每天 1.0g/kg 标准体重（kg= 千克）；在慢性肾脏病 3~4 期及 5 期未透析的患者，应低蛋白饮食，即每天 0.6~0.8g/kg 标准体重；已经透析的患者，应充足蛋白饮食，即每天 1.0~1.2g/kg 标准体重［标准体重（kg）= 身高（cm）–105］。大家根据上述公式，可以算出自己相对应的每天蛋白质的摄入量。肉、蛋、奶、豆腐、大豆均属于优质蛋白，根据营养科提供的食物蛋白质含量（1 个鸡蛋蛋白质含量约为 7g、250mL 牛奶蛋白质含量约为 8g、50g 瘦肉蛋白质含量约为 9g、100g 北豆腐蛋白质含量约为 9g），自由组合每日食物即可，各种食物间可相互替换。因此，肾炎患者是可以吃黄豆和豆腐的，只是摄入量有一定的限制。

66 急进性肾小球肾炎和新月体肾炎是同一种病吗？

急进性肾小球肾炎是从临床表现来说的，我们把表现为血尿、蛋白尿及进行性肾功能减退的一组临床疾病，称为急进性肾小球肾炎，它是肾小球肾炎中最严重的类型，起病急骤，病情发展迅速，若未及时治疗，90%

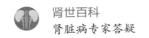

以上的患者将于6个月内死亡或依赖透析生存。这种患者进行肾活检后，病理结果通常显示为新月体肾炎。

那么，什么是新月体肾炎呢？"新月体"是肾小球严重损伤的一种病理表现。当肾脏中的肾小球遭受损伤破裂后，血液中的凝血因子、免疫细胞等物质漏出来，沉积在肾脏上，形成了一个显微镜下看类似"月牙"的结构，即新月体。只有当50%以上的肾小球出现新月体的时候，我们才称之为"新月体肾炎"。新月体所占比例越多，通常预示着病情越严重。

所以说，急进性肾小球肾炎是疾病的临床诊断，而新月体肾炎是病理诊断，两者的命名角度不同。

67 抗肾小球基底膜病是急进性肾小球肾炎吗？

很多患者很困惑：为什么诊断上写的既有急进性肾小球肾炎，又有抗肾小球基底膜病，这两个病是一样的吗？其实，急进性肾小球肾炎根据免疫病理可分为三型，其病因及发病机制各不相同。①Ⅰ型：为抗肾小球基底膜型肾小球肾炎，抗肾小球基底膜（GBM）抗体与GBM抗原相结合激活补体而致病；②Ⅱ型：为免疫复合物型，因肾小球内循环免疫复合物的沉积和原位免疫复合物形成，激活补体而致病；③Ⅲ型：为寡免疫复合物型，肾小球内无或仅有微量免疫球蛋白沉积。50%~80%的Ⅲ型患者为原发性小血管炎肾损害，肾脏可为首发甚至为唯一受累器官，或与其他系统性损害并存。原发性小血管炎患者血清抗中性粒细胞胞质抗体（ANCA）常呈阳性。

故急进性肾小球肾炎是临床诊断，抗肾小球基底膜病是需要行肾活检后才可得出的肾脏病理诊断，是急进性肾小球肾炎病理分型中的一种。

68 为什么会突然得抗肾小球基底膜病呢？

很多患者不解，为什么平时身体很好，一下子就得了这么严重的抗肾小球基底膜（GBM）病呢？目前确切病因还不清楚，有可能是多种因素共同作用的结果。首先是感染因素，该病患者约半数以上在发病之前有上呼吸道感染的病史；其次是接触了某些有机化学溶剂、强氧化剂和碳氢化合物如汽油，这些也可能与抗 GBM 病的发生有密切关系；另外，遗传因素也可能参与了发病。

69 急进性肾小球肾炎怎么治疗呢？

急进性肾小球肾炎起病急、病情重、治疗棘手，治疗上主要包括针对急性免疫介导性炎症病变的强化治疗和针对肾脏病变后果（如水钠潴留、高血压、尿毒症及感染等）的对症支持治疗两方面。

强化治疗　治疗上应采取早期积极的强化血浆置换，即应用血浆置换机分离患者的血浆和血细胞，弃去血浆，以等量的人血浆和患者血细胞重新输入体内，通常每日或隔日 1 次，每次置换血浆 2~4 升（L），直到血清抗体（如抗 GBM 抗体、ANCA）转阴或病情好转，一般需 10 次左右。需同时配合激素和细胞毒性药物，如环磷酰胺，必要时需行激素冲击治疗。

替代治疗　急性肾衰竭已达透析指征（如高钾、严重的酸中毒、无尿、药物难以纠正的心力衰竭等）时应及时透析，对血浆置换、激素及细胞毒性药物治疗无效的患者，肾功能无法逆转，需长期行透析治疗。有肾移植倾向的患者应在病情静止半年，特别是 I 型患者血中抗 GBM 抗体需转阴半年后再进行肾移植。

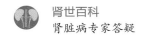

对症治疗　水钠潴留患者可适当使用利尿剂，已行血液透析时应调整脱水量；高血压患者积极降压治疗；有感染的患者积极抗感染治疗。

70　急进性肾小球肾炎能治好吗？

急进性肾小球肾炎起病急骤，肾功能可在数日、数周或数月内急剧恶化，出现急性肾衰竭，未经治疗者常于数周或数月内发展至肾衰竭终末期，相对病死率较高，病情较为凶险。急进性肾小球肾炎有治愈的可能，患病后应该尽快到当地医院就诊，听从专业医生指导，结合病情选择最为合适的治疗方案，这样才可以让治愈的可能性更大。

71　什么是慢性肾小球肾炎？

慢性肾小球肾炎，简称慢性肾炎。临床表现多为蛋白尿、血尿、高血压、水肿，病情迁延，病变缓慢进展，部分患者逐渐出现肌酐升高，最终将发展为慢性肾衰竭。临床上凡是出现蛋白尿、血尿，伴或不伴水肿，以及高血压病史达 3 个月以上者，无论有无肾功能损害，均应考虑此病，但需除外继发性肾小球肾炎（如狼疮性肾炎、紫癜性肾炎、乙肝相关性肾炎、糖尿病肾病、系统性淀粉样变性肾损害等）及遗传性肾小球肾炎（如 Alport 综合征等）后，方可诊断为慢性肾炎。慢性肾炎可见多种肾脏病理类型，主要为系膜增生性肾小球肾炎（包括 IgA 和非 IgA 系膜增生性肾小球肾炎）、系膜毛细血管性肾小球肾炎、膜性肾病及局灶节段性肾小球硬化等，其中少数非 IgA 系膜增生性肾小球肾炎可由急性肾炎转化而来。随着疾病进展，所有上述不同类型的病理变化均可进展为程度不同的肾小球硬化，相应肾单位的肾小管萎缩、肾间质纤维化，肾脏体积缩小、肾皮质变薄，病理类型可发展为硬化性肾小球肾炎。

72 慢性肾小球肾炎有哪些症状？

慢性肾小球肾炎早期可无任何症状，有时可有乏力、疲倦、腰疼、食欲欠佳和水肿等非特异性的表现。实验室检查多为轻度尿检异常，尿蛋白多在 24 小时 1~3g，尿沉渣镜检红细胞增多；血压可正常或轻度增高；肾功能正常或轻度受损。因无明显不适，很多患者并未规律就诊，这种情况可持续多年，肾功能会逐渐恶化，继而出现纳差、贫血、高血压、心力衰竭等终末期肾衰竭的表现。有的患者除上述慢性肾小球肾炎的一般表现外，血压持续性升高，严重者可以出现眼底出血、渗出，甚至视盘水肿。如果血压控制不好，肾功能恶化较快，预后较差。

73 什么是 IgA 肾病？

IgA 肾病是一种肾小球性疾病，也是我国最常见的原发性肾小球疾病。之所以有这个名称，主要是因为该病以免疫球蛋白 IgA 在肾小球系膜区沉积为特征。

IgA 肾病具体病因未明，可能与感染、遗传易感性有关。感冒、扁桃体炎等感染因素反复，患者可出现肉眼血尿或尿潜血阳性。部分 IgA 肾病患者会发生家族聚集现象，这说明 IgA 肾病在一定程度上具有遗传倾向。

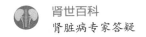

74 IgA 肾病会遗传吗？

在临床中会遇到一些家族聚集性的 IgA 肾病，遗传因素参与 IgA 肾病发病多年来一直被大家关注。家系调查发现，家族性 IgA 肾病在白种人、黄种人中并不少见。另有研究发现，部分家族性 IgA 肾病家系与 3 号染色体、4 号染色体、6 号染色体、17 号染色体的位点相关。这些研究提示，家族性 IgA 肾病由多个基因或多因素参与。在散发性 IgA 肾病患者中也进行了大量的有关遗传背景的研究，学者们曾对多种候选基因，包括血管紧张素原、血管紧张素转化酶、血管紧张素受体、人类白细胞抗原（HLA）、T 细胞受体、细胞因子或炎症因子等进行了大量病例组与对照组的关联分析研究，探讨了各种候选基因多态性与 IgA 肾病的临床病理表现和预后的关系。此外，有研究发现，IgA 分子糖基化相关酶基因的多态性与 IgA 肾病的遗传易感性相关。目前诸多证据证明，IgA 肾病是一个多基因、多因素导致的复杂性疾病，遗传因素可能在 IgA 肾病的疾病易感性和病变进展过程的各个环节中都起重要作用。

75 得了 IgA 肾病一定要切除扁桃体吗？

关于 IgA 肾病患者是否一定要求扁桃体切除，目前是有争议的。IgA 肾病患者的肉眼血尿往往在黏膜感染如扁桃体炎后诱发，部分 IgA 肾病患者摘除扁桃体后能改善尿检异常并维持稳定的肾功能。但并不是所有 IgA 肾病患者都有扁桃体炎，因此并不是所有的 IgA 肾病患者均需要切除扁桃体。关于扁桃体切除手术，需要把握好扁桃体切除的指征，如与 IgA 肾病复发或加重相关的、反复发作的扁桃体炎，建议抗感染治疗 2 周后行扁桃体切除术。术后可能出现短暂性的血尿及蛋白尿加重，这可能与术中牵拉刺激扁桃体有关，术后会慢慢恢复。

76 IgA 肾病患者需要使用激素治疗吗？

IgA 肾病患者是否使用激素治疗取决于 IgA 肾病患者的临床表现和病理类型。对于单纯的镜下血尿，一般无须特殊治疗，应避免劳累、预防感冒和避免使用肾毒性药物。对于蛋白尿的患者，24 小时尿蛋白 < 1g 者，建议使用血管紧张素转化酶抑制剂（如贝那普利，商品名为"洛汀新"）或血管紧张素受体阻滞剂（如氯沙坦，商品名为"科素亚"）类药物治疗，并逐渐增加至可耐受的剂量；24 小时尿蛋白 > 1g，且肾小球滤过率（GFR）> 30mL/（min·1.73m^2）的患者，可酌情予以糖皮质激素治疗。以下情况应避免使用糖皮质激素：估算的 GFR < 30 mL/（min·1.73m^2），糖尿病，体重指数（BMI）> 30kg/m^2（千克 / 米 ^{2}，即体重除以身高的平方），有未控制的感染等使用激素禁忌证者。

77 IgA 肾病患者可以怀孕吗？

IgA 肾病患者是否可以怀孕，与患者的临床表现、应用药物、疾病病理类型有密切关系。目前这方面的临床研究并不多，有研究结果证实：对于肾功能 1~2 期的 IgA 肾病患者可以考虑妊娠，且怀孕并不会增加肾功能减退的风险；但怀孕期间的平均尿蛋白水平与婴儿的出生体重相关，尿蛋白越高，胎儿低体重风险越大。北京协和医院研究发现：怀孕前血压控制不佳、尿蛋白控制不佳、肾小球滤过率下降、肾脏病理中有肾小管及间质

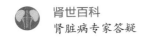

严重多灶性萎缩和纤维化时，发生妊娠期高血压、肾功能下降、胎儿低体重、胎儿死亡等风险明显增加。

因此，如果患者临床症状较轻，24小时尿蛋白定量＜0.5g，无高血压，无水肿，肾功能正常，未口服任何药物，肾脏病理病变轻，无新月体及多发的肾小管间质萎缩和纤维化，可以考虑怀孕。怀孕期间肾脏负担加重，肾脏血流量增加，肾小球滤过率会增加，可能会出现蛋白尿增多、血压升高，甚至出现肾功能受损；故IgA肾病患者怀孕前及怀孕期间均应找肾内科专科医生进行评估，并定期复查。

78 IgA 肾病预后如何？

IgA肾病患者的自然病程差异很大，目前大多数研究认为IgA肾病并非一种良性病变。大量临床研究显示：肾功能异常、大量蛋白尿、肾小球硬化、肾间质纤维化、新月体形成等严重肾脏病理改变均为预后不良的指标。另外，高血压、高龄、男性和发作性的肉眼血尿均可不同程度影响预后。家族性IgA肾病较散发性IgA肾病预后明显差。

对IgA肾病自然病程的观察发现：对于发病时肾功能正常的患者，肾功能进展的平均速度为肾小球滤过率（GFR）每年下降1~3mL/min；而对于表现为肾病综合征的IgA肾病患者，GFR每年下降9mL/min；而一旦肌酐超过265μmol/L，GFR下降的速度则达20mL/min。如果不加干预使肾功能进入不可逆阶段，则平均10.2个月将进入终末期肾衰竭阶段。我国IgA肾病占原发性肾小球疾病的40%~50%，使30%~40%的患者在10年内进入终末期肾衰竭阶段，这是导致终末期肾衰竭特别是青壮年终末期肾衰竭最常见的原因。因此，一定要早发现、早治疗、规律复诊，在肾内科专科医生的指导下调整用药。

79 什么是隐匿性肾小球肾炎？

隐匿性肾小球肾炎是肾炎临床分型中的一种，也称为无症状性血尿或（和）蛋白尿。患者无水肿、高血压及肾功能损害等明显的临床表现，仅在体检时发现血尿或（和）蛋白尿，少数有肉眼可见血尿。肾活检病理类型可有多种，一般均较轻，病程长者可持续几十年，而肾功能可无明显损害。治疗上应注意休息，防止感染，存在明显感染时应使用抗生素，一般不主张使用激素或免疫抑制剂。

80 什么是肾病综合征？

肾病综合征临床表现为大量蛋白尿、低蛋白血症、水肿及高脂血症，其中 24 小时尿蛋白应大于 3.5g，血浆白蛋白低于 30g/L，这是诊断的两个必要条件。肾病综合征分为原发性和继发性两类，可由多种不同病理类型的肾小球疾病引起，原发性常见的病理类型有微小病变型肾病、系膜增生性肾小球肾炎、局灶节段性肾小球硬化、系膜毛细血管性肾小球肾炎、膜性肾病。继发性肾病综合征常见的有过敏性紫癜性肾炎、乙型肝炎病毒相关性肾炎、系统性红斑狼疮性肾炎、糖尿病肾病、肾淀粉样变性、骨髓瘤性肾损害、淋巴瘤或实体瘤性肾病。肾病综合征临床表现相似，但病因多种多样，针对不同的病因治疗方式也不相同，只有排除继发性肾病综合征后才可以诊断原发性肾病综合征，故肾病综合征患者在无肾活检禁忌证时均建议行肾活检，以明确肾脏病理类型，而后根据病理类型制订治疗方案。

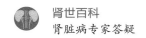
81 肾病综合征患者为什么会全身水肿?

在临床上我们经常看到肾病综合征的患者颜面部、四肢、后背水肿,更有甚者会出现皮肤渗液、胸腔积液、腹水、心包积液、颈部皮下水肿及纵隔积液以致呼吸困难。为什么肾病会引起这么严重的水肿呢?

肾病综合征时,主要是血管外水钠潴留,即组织间液增加。当组织间液的水容量增长超过5kg,即可出现临床可察觉的凹陷性水肿(用手指按压时会出现一个深凹),水肿的程度与低蛋白血症的程度相一致。水肿原因如下:肾病综合征时肾小球滤过膜的分子屏障及电荷屏障受损,尿蛋白增多,超过近曲小管的重吸收量时,形成大量蛋白尿;此时大量的白蛋白从尿中丢失,但肝脏白蛋白合成不足以代偿尿液中的丢失,出现低白蛋白血症,且由于肾病患者胃肠道黏膜水肿导致食欲减退、蛋白质摄入不足、吸收不良或丢失,进一步加重低白蛋白血症。故由于血浆白蛋白过低、血浆胶体渗透压降低,液体从血管内渗入组织间隙,这是造成肾病综合征患者水肿的基本原因;此外,部分患者因有效血容量减少,激活神经、内分泌调节反应,表现为交感神经张力升高、儿茶酚胺分泌增加、肾素 – 血管紧张素 – 醛固酮活性增加、抗利尿激素分泌增加,导致肾小球血流量及滤过率下降,远端肾小管对钠的重吸收增加,导致继发性水钠潴留,进一步加重水肿。

82 肾病综合征必须做肾穿刺活检吗?

由于原发性肾病综合征由多种不同病理类型的肾小球疾病组成,不同类型的治疗用药、病程均不一样,故建议行肾穿刺活检,以明确肾脏病理类型后制订相应的治疗方案。青少年单纯性肾病综合征（肾病综合征不伴镜下血尿、高血压）常见的病理类型为微小病变或系膜增生性肾炎（IgA型或非 IgA 型）的轻微病变，此类患者单用糖皮质激素即可有较好的治疗反应，故可直接予以足量的泼尼松 6~8 周。除此之外，如果对糖皮质激素无反应（又称"激素抵抗型"，一般以治疗 6~8 周尿蛋白不减少界定）或"激素依赖型"（与撤药密切相关的尿蛋白反跳，一年中发生 3 次以上者），或肾病综合征伴血尿、高血压者，以及 45 岁以上患者，均应先做肾穿刺活检，明确病理类型后，根据不同疾病采取不同的治疗方案。肾病综合征时的肾穿刺活检适应证如下：①不能排除继发性肾病综合征；②伴血尿、高血压及肾功能损害；③中老年患者；④单纯性肾病综合征，激素依赖型或激素抵抗型；⑤出现急性肾衰竭。

83 肾病综合征患者为什么容易发生感染？

肾病综合征患者易并发感染，常见感染部位顺序为呼吸道、泌尿道及皮肤等。本病易并发感染和多因素相关，首先是肾病综合征患者存在免疫状态异常及机体抵抗力下降，其次是患者饮食上的限制可能引起营养不良，治疗过程中常用的激素及免疫抑制剂增加了感染机会，水肿引起体腔及皮下积液为感染提供了有利条件。

84 肾病综合征患者为什么容易形成血栓？

肾病综合征容易并发血栓及栓塞并发症，可以表现为肺栓塞、静脉血栓、脑梗死等。肾病综合征患者容易形成血栓与以下因素有关：首先是血

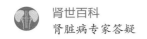
肾世百科
肾脏病专家答疑

脂高，肾病综合征患者的血脂比普通高脂血症患者的要高得多，血脂高造成血液黏稠，容易发生血栓；其次是肾病综合征患者抗凝因子丢失严重，此时凝血因子就有了优势，会使身体处于一种高凝状态，因而容易发生血栓；另外，利尿剂、糖皮质激素和活动量减少均对血栓形成有促进作用。因此，在肾损害早期，肾病综合征患者就要重视抗凝治疗。

85 肾病综合征患者需要预防性抗凝治疗吗？

成人肾病综合征血栓栓塞性并发症发生率较高，特别是患有膜性肾病时。抗凝治疗可以预防深静脉血栓、肾静脉血栓的形成及可能危及生命的肺栓塞。应用抗凝剂治疗后易出现出血性并发症，所以应对肾病综合征的抗凝治疗应根据病情权衡利弊后决定。

一般来说，血浆白蛋白< 20g/L 时临床上就可以开始进行抗凝治疗，对于膜性肾病这一容易形成血栓的病理类型，要进行更加积极的抗凝治疗，血浆白蛋白< 25g/L 时就应该进行抗凝治疗。

86 肾病综合征患者哪些情况下易发生血栓栓塞并发症？

肾病综合征时易发生血栓栓塞并发症的情况如下：①肾病综合征时血浆白蛋白< 20~25g/L；②某些类型的基础肾脏病，如狼疮性肾炎伴抗磷脂抗体综合征；③既往出现过血栓栓塞事件，如深静脉血栓；④家族中存在血栓栓塞的患者，可能与遗传因素相关；⑤同时存在其他促进血栓形成的因素，如充血性心力衰竭、病态肥胖，以及骨科、腹部或妇科术后。

87 肾病综合征应如何治疗呢？

肾病综合征的治疗分为三大部分。①针对全身症状的对症治疗：包括低盐、低脂、优质蛋白饮食，卧床休息以增加肾脏血流量、有利于利尿，保持适度床上及床旁活动以防血栓形成，以及降压、降脂和抗凝治疗。②水肿的治疗：应缓慢地减轻水肿（除患者出现肺水肿外，切忌急骤利尿），血容量过多如出现体重迅速增加、呼吸急促、全身水肿等，应在限盐的基础上加用利尿剂；当患者血容量不足时，应用利尿剂治疗水肿是困难而且危险的，此时可考虑应用白蛋白或血浆，同时加用呋塞米（速尿）利尿，但是血浆制品及利尿剂不能频繁使用，因为在输入后 24~48 小时即全部由尿液排出，此时会增加肾小球滤过及近曲小管蛋白重吸收的负担。对于严重利尿剂抵抗的水肿患者，可以考虑应用单纯超滤脱水治疗。③蛋白尿的治疗：主要是糖皮质激素及细胞毒性药物（环磷酰胺、苯丁酸氮芥）或免疫抑制剂（环孢素、他克莫司、霉酚酸酯），以及利妥昔单抗等，行肾穿刺活检明确病理类型有助于药物选择。应注意在应用激素和免疫抑制剂的过程中切忌随意停药，避免致使疗效不能显现的情况出现；也不能盲目地延长疗程、加大剂量，以免造成严重的不良作用。

88 其他少见类型的肾小球疾病有哪些？

还有部分少见的原发性肾小球疾病，发病率较低，临床报道很少，相应的，人们对于疾病的认知还不完善，病因、发病机制等还不是很清楚，治疗方法有待进一步研究。例如纤维样肾小球病和免疫触须样肾小球病，目前国内外报道例数很少。在有限的资料中，免疫触须样肾小球病的发病

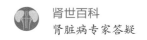
年龄范围较宽，10~80岁均有报道，发病高峰为40~60岁，大多临床表现为大量蛋白尿、肾病综合征、高血压等，这一点类似于其他常见的肾脏病。

免疫触须样肾小球病如何同其他常见的肾脏病相区分呢？肾穿刺活检取肾脏组织进行病理检查是鉴别诊断的重要手段，显微镜下可观察到肾小球内有类似淀粉样纤维丝样物质或者中空的微管样结构的纤维样物质，在电镜下可观察到类似昆虫的触须，故因此得名。少数患者还可合并恶性肿瘤如淋巴瘤、慢性淋巴细胞性白血病、浆细胞异常增生，以及自身免疫性疾病如系统性红斑狼疮、干燥综合征等。这类少见肾脏病预后较差，对肾脏病治疗常用的武器如糖皮质激素、免疫抑制剂药物、血浆置换的效果不佳，多数患者肾脏快速恶化至终末期肾衰竭。

Ⅲ型胶原肾小球病是另一类少见的肾小球疾病，属于遗传性肾病，肾穿刺活检病理可以见到特征性的变化，电镜下可见大量胶原纤维连续沉积于肾小球，免疫病理Ⅲ型胶原染色阳性。发病年龄范围广，从婴幼儿到成人均可发病，常见临床表现缺乏特异性，如蛋白尿、水肿、肾功能正常或轻度异常等，因此肾脏病理也是确诊的重要参考标准。

脂蛋白肾病也是一种少见的遗传性肾小球疾病，几乎所有患者均存在不同程度的蛋白尿，同时还可表现为高脂血症、高血压、动脉粥样硬化、肝功能异常等，除了肾穿刺活检病理检查发现肾小球毛细血管中脂蛋白栓塞外，血脂检测发现中间密度脂蛋白、载脂蛋白E明显升高对于诊断也有重要意义，目前缺乏有效的治疗方法，预后不理想。

第 5 章

继发性肾脏病

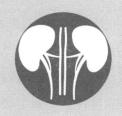

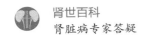
89 什么是继发性肾脏病？

继发性肾脏病是指全身系统疾病导致的肾脏损害，包括糖尿病肾病、高血压肾病、紫癜性肾炎、狼疮性肾炎、原发性小血管炎性肾损害、痛风性肾病、恶性肿瘤肾损害等。

90 得了糖尿病一定会得肾病吗？

随着糖尿病发病率的不断提高，大家对糖尿病已不再陌生，但对于糖尿病并发症的认识却不够清楚。得了糖尿病一定会得肾病吗？并不一定。有 30%~40% 的糖尿病患者会发展为糖尿病肾病。从糖尿病的发生到出现肾脏并发症是一个长期缓慢的过程，一般需要 10 年以上的时间。对于糖尿病患者来说，如果能够戒烟戒酒，积极控制饮食，把血糖、血脂、血压、尿酸等危险因素都控制在理想的范围之内，那么就可以明显延长发生各种并发症包括糖尿病肾病的时间。反之，如果不加以重视，长期处于指标较高的状态，那么发生糖尿病并发症的时间就会明显缩短。不仅仅是糖尿病肾病，其他并发症如糖尿病视网膜病变、糖尿病周围神经病变等也会迅速发生。因此，糖尿病患者应及早重视自己的病情，早期对各种危险因素进行干预，以保护机体的靶器官，延缓并发症的发生和进展。

91 得了糖尿病，最后会发展成尿毒症吗？

糖尿病肾病是尿毒症的主要病因之一，随着糖尿病肾病的进展，患者一旦出现蛋白尿，肾功能就会进行性减退至终末期肾病，也就是大家熟称的尿毒症。

糖尿病肾病的发展是一个慢性长期的过程，其病程分为五期。第一期是无症状期，又叫肾小球高滤过期。这一阶段中糖尿病患者无肾病表现，也不会出现明显的不适，如果在这一阶段没有积极地进行合理治疗，一般10年左右可以从糖尿病进展为尿毒症。第二期是间歇蛋白尿期，在运动后或应激状态下出现蛋白尿。这个阶段患者的肾脏在出现尿蛋白的情况下，肾脏功能也会受到一定的影响。第三期是微量蛋白尿期，即早期糖尿病肾病。患者在进行尿液检测的时候会发现尿液里面存在少量的蛋白，且蛋白尿持续存在。患者的血压出现升高，此时患者的病情已经变得不可逆了。第四期是大量蛋白尿期，即临床糖尿病肾病期。这个时期会出现很明显的蛋白尿现象，尿液中会有大量的泡沫产生，患者可伴发高血压、水肿，肾功能逐渐减退。患者的肾脏在这个阶段受损伤的情况也比较严重，1年左右就可发展成为尿毒症。第五期是终末期肾病，即肾功能衰竭期。此阶段患者的血肌酐、尿素氮升高，肾功能逐渐减退，直至最终进入尿毒症期。该期患者一般不仅有肾衰竭，还会伴发贫血、全身水肿、心力衰竭等。

糖尿病肾病患者发展至尿毒症的时间不一，与其发病时尿蛋白的量密切相关。约25%的患者在6年内可发展至尿毒症，50%的患者在10年内可发展至尿毒症，75%的患者在15年内可发展至尿毒症。每个人是否进展到尿毒症，以及发展到尿毒症的病程长短，均与病情控制程度息息相关，因此早期积极控制病情是预防进展至尿毒症的关键。

92 是不是糖尿病患者控制好血糖就不会得肾病？

糖尿病肾病是糖尿病最常见的慢性并发症之一，但并不是说不吃糖、

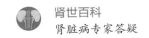
控制好血糖就不会得糖尿病肾病。因为病名中都有"糖"字，所以很多人以为糖尿病乃至糖尿病肾病是因为吃糖太多导致的。其实糖尿病、糖尿病肾病的发生与吃糖没有直接的关系，糖尿病的发生是胰岛素的绝对或相对缺乏导致的。即便不吃糖，我们摄入的多种食物里面也含有糖分，而这并不会导致我们得糖尿病。但是，患有糖尿病或已进展到糖尿病肾病的人，为控制血糖，还是建议尽量减少高糖食物的摄入。糖尿病患者控制好血糖，急性并发症如酮症酸中毒的发生概率会显著降低，同时可以延缓慢性并发症如糖尿病肾病的发生和进展。预防糖尿病并发症，血糖控制是关键，但仅仅控制血糖是不够的，综合防治更重要。糖尿病确诊初期就要开始关注肾脏，早期筛查包括微量白蛋白尿、尿常规和肌酐，这有助于肾损伤的早期诊断和治疗，有利于延缓肾病的进展。有效预防糖尿病肾病，需要戒烟，采用优质低蛋白饮食，控制血糖，及时降血压、降血脂、降尿酸等多管齐下。

93 痛风的人一定会得肾病吗？

答案是不一定的，痛风患者未必都会得肾病。痛风是嘌呤代谢紊乱和（或）尿酸排泄减少所致的一组疾病，患者常表现为血尿酸升高，反复发作的急性关节炎、痛风石、痛风石性慢性关节炎、尿酸盐肾病和尿酸性尿路结石等，重者可出现关节残疾和肾功能不全。痛风的无症状期仅表现为高尿酸血症，可以持续多年，有些甚至终生无明显症状，这意味着也不会出现肾脏损害。当然，痛风有可能会导致痛风性肾病。体内嘌呤代谢异常会导致血尿酸升高，而高尿酸血症可以通过炎症反应、间质纤维化、尿酸性结石、肾内梗阻等不同的机制导致尿酸相关性肾病，这就是痛风性肾病。尽管单独的痛风性肾病进展缓慢，但也可能引起肾功能障碍。所以，出现痛风时一定要及时进行降尿酸治疗，生活中避免食用啤酒、海鲜等高嘌呤的食物，控制血尿酸，以免造成肾脏损伤。

94 先有痛风再有肾病，还是有肾病再出现痛风？

到底是痛风导致了肾脏问题，还是肾脏病导致了痛风？这因人而异。对于痛风患者而言，由于本身嘌呤代谢异常或者尿酸代谢障碍，导致血液中尿酸偏高，会引起高尿酸血症或痛风。肾脏排泄是尿酸最主要的代谢途径，急性高尿酸血症时，肾脏的重吸收超负荷，尿酸会滞留在管腔导致肾内梗阻，出现急性肾损伤；慢性高尿酸血症时，尿酸盐结晶沉积在肾小管和肾间质，导致炎症和间质纤维化并损害肾小管的功能，最终引起慢性肾病。对这类患者而言，是先有高尿酸 / 痛风，再得肾病。而对于既往无高尿酸血症或痛风的患者，如果其他病因导致肾功能减退，影响正常肾脏尿酸排泄，也可能导致痛风的发生。对这部分患者而言，则是先有肾病，再出现高尿酸 / 痛风。

95 痛风性肾病可以治愈吗？

慢性痛风性肾病是不可治愈的。对于痛风和痛风性肾病而言，预防的作用优于治疗，良好的生活方式和规范的降尿酸治疗可以预防疾病的发生。痛风引起的急性肾病，病情相对较轻，通过及时恰当的治疗，多数患者的肾脏损伤可以纠正，达到临床治愈，不会影响肾脏功能。对于慢性痛风性肾病而言，早期一般表现为夜尿增多、微量的蛋白尿，此阶段如果积极治疗，可以减慢疾病进展，较长时间维持肾功能稳定；如果继续进展，则逐

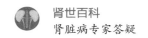
渐出现慢性肾病，不及时防治可进展至终末期肾病。

96 怎样才能保护好痛风患者的肾脏呢？

为了保护痛风患者的肾脏，需要做好以下工作。①控制嘌呤的摄入：谨遵低嘌呤饮食原则，不要吃或尽量少吃动物内脏、海鲜、豆类等，此外需忌烟酒。②抑制尿酸生成：大部分痛风的发生根源在于尿酸代谢失衡，治疗痛风先需查明引起尿酸代谢失衡的原因，以便对症下药，从根源上避免痛风的发作。③促进尿酸排泄：肾脏是尿酸排泄的主要通道，人体约三分之二的尿酸需要经由肾脏排出。所以，肾脏也是最容易发生尿酸盐结晶沉积，受到高尿酸和痛风侵害的脏器。因此，平时应多喝水促进尿酸排泄，也可在医生指导下服用促进尿酸排泄的药物，如苯溴马隆等。④促进尿酸分解：如尿酸氧化酶可以促进尿酸分解。⑤除前述外，非常重要的一点是，注意常规体检如尿常规、肾功能、血脂、血糖、血尿酸等，了解是否有蛋白尿或血尿，肾功能、血糖、血脂等是否正常，发现问题及时治疗，同时务必及时到正规医院接受专业系统的个体化治疗。

97 高血压患者一定会得肾病吗？

高血压是导致肾病的常见病因，但并不是所有高血压患者都会得肾病。高血压患者在血压控制良好的情况下，不一定会得肾病。高血压患者容易得肾病的原因是：长期高血压病史使肾小球囊内压升高，肾小球萎缩、纤维化，肾动脉硬化，导致肾脏实质缺血和肾单位不断减少。如果早期进行高血压的控制，可以有效避免肾损害的发生。在高血压肾病早期，仅表现为夜尿增多、微量蛋白尿时，及时给予合理的治疗可以有效避免肾功能损害进展。恶性高血压时，肾脏入球小动脉和小叶间动脉可在短时间内出现内膜炎和纤维素样坏死，从而导致肾衰竭。及时发现和治疗是防治高血压肾病的关键。

98 高血压患者怎样判断肾脏是否受到了影响？

高血压肾脏损害患者在出现蛋白尿和夜尿增多等临床症状以前，常规的血液和尿液检查一般无明显异常，但应用比较敏感的检查手段可以发现一些异常。①尿微量白蛋白排出增加：尤其多见于未充分控制和新近发生严重高血压的原发性高血压患者，待血压控制后可以减少。②尿沉渣红细胞计数增加：应用相差显微镜可以观察到红细胞形态畸变，为高血压引起的肾小球毛细血管滤过屏障损害所致。③尿 $\beta 2$ 微球蛋白排出增加：$\beta 2$ 微球蛋白目前被公认为测定肾小球滤过率和肾小管重吸收功能的敏感指标，严重高血压患者和老年高血压患者可有尿 $\beta 2$ 微球蛋白明显增加，血压控制后可以下降。④尿溶酶体酶（NAG）排出增加：肾小管和尿路上皮细胞含 NAG，肾损害时尿中 NAG 排出量明显增加，血压控制后可减少。对于既往有高血压未发现肾损害的患者，以上指标均有助于早期识别高血压肾损害。

99 高血压导致的肾病能恢复吗？

高血压肾病是高血压继发的肾脏病，其发生是数年甚至数十年高血压的持续作用导致的。高血压肾损伤形成的过程实际上非常缓慢，一旦出现

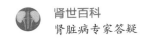

肾脏损害是不可逆的，无法完全修复。但是，早期高血压肾病经过治疗后可能实现临床完全缓解或者基本缓解，尿里蛋白减少或者转阴，肾小球滤过率维持在正常水平。高血压肾病难以恢复，及早采取科学的方法稳定血压才可以减轻对肾脏造成的伤害。

100 生活中如何注意预防高血压肾病？

高血压肾病是原发性高血压引起的肾脏结构和功能的损害，是一种严重危害人体健康、影响生活质量的疾病。因此，高血压患者不仅要控制好血压，预防心脑血管病的发生，还要保护好肾脏。一般高血压肾病患者的高血压病史长于肾脏病史，出现尿蛋白前一般有 5 年以上的高血压病史；常伴其他靶器官损害，如左心室肥厚、冠心病、外周血管疾病、视网膜改变等；24 小时尿蛋白定量通常 < 1~1.5 克，呈现进行性肾功能不全，最先出现的症状可表现为夜尿增多。

在日常生活中，应如何尽量避免高血压肾病的发生呢？首先最重要的是降压，使血压尽可能保持在比较合理的范围。在选择降压药的时候，要寻求医生的帮助制订方案，以尽可能保护肾脏；饮食上做到低盐、低脂、低蛋白饮食。要注意定期检查尿微量白蛋白、肾功能，对于尿白蛋白的出现及早提高警惕。

101 高血脂会导致肾病吗？

是的，高脂血症是会损伤肾脏导致肾脏病的。高脂血症可以促进肾小球硬化，加速肾脏病的进展，降脂药物通过控制高脂血症可以延缓肾功能不全的进展。高脂血症可以通过多种不同的机制影响肾脏：①低密度脂蛋白和极低密度脂蛋白带有正电荷，可通过肾小球基底膜和肾小管毛细血管基底膜进入系膜区和肾间质，并在局部沉积；②沉积的低密度脂蛋白可通过糖基化、乙酰化等修饰增加其毒性；③低密度脂蛋白和修饰的低密度脂蛋白可以刺激系膜细胞和肾小管上皮细胞增生，以及细胞外基质的合成；④低密度脂蛋白和修饰的低密度脂蛋白，可以诱导系膜细胞和肾小管上皮细胞表达多种炎性因子与趋化因子，促进单核细胞浸润，诱发和增强炎症反应；⑤低密度脂蛋白和修饰的低密度脂蛋白，可以诱导血管内皮细胞表达多种炎性因子和趋化因子，增加全身炎症反应。

102 肥胖会引起肾病吗？

儿童、成人及老年人肥胖症的患者都可以发生肥胖相关性肾病，以青壮年为主，男性更常见。肥胖相关性肾病起病相对隐匿，大多数患者临床无明显症状，多在体检时发现尿检异常而就诊。临床突出表现为蛋白尿，多以轻、中度蛋白尿为主，患者尿蛋白量与肥胖程度相关，且虽然有蛋白尿，但一般低蛋白血症并不明显。肥胖相关性肾病患者病史中一般无肉眼血尿发作，部分患者出现镜下血尿，可同时出现高血压、高脂血症、高尿酸及胰岛素抵抗，约44%的患者伴有肾小管功能异常。部分患者伴肾功能不全，并进展至终末期肾衰竭。由肥胖导致蛋白尿的患者，其肾穿刺活检组织中可以观察到肾小球肥大和局灶节段性病变。肾脏的生理功能改变，表现为肾脏血流量的增加和肾小球滤过率的增高。

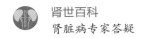
103 肥胖相关性肾病是不是减肥后肾病就能好？

减肥对于肥胖相关性肾病的治疗是有用的，但是单纯通过减肥来治愈肾病还不够。肥胖相关性肾病的患者，往往集肥胖、高血压、高脂血症、高尿酸血症于一身，因此在治疗时一定要综合治疗。肥胖相关性肾病一定要在医生的指导下，通过清淡饮食、规律作息、服用药物进行治疗，如果情况严重可酌情行手术治疗。肥胖相关性肾病的病理特征为肾小球体积增大和（或）局灶节段性肾小球硬化，一般认为表现为肾小球单纯肥大者症状相对较轻，进展相对缓慢，其对治疗反应及转归要比局灶节段性肾小球硬化好。肥胖相关性肾病造成的肾损害是不可逆的，尤其是局灶节段硬化，减肥可以减慢进展，改善蛋白尿、水肿，但不可能完全修复肾脏损伤。当然，因肥胖患者往往合并多种代谢相关的临床表现，其预后与是否存在高血压、动脉粥样硬化、糖尿病和心脑血管并发症等均有关。

104 系统性红斑狼疮患者一定会得肾炎么？

狼疮性肾炎是由系统性红斑狼疮累及肾脏导致的肾损害疾病。红斑狼疮是一种很常见且累及多系统的自身免疫性疾病，具体的发病机制尚未完全明确。好发于生育期妇女，具有一定的遗传背景，在女性激素升高、紫外线照射、化学污染、感染等诱因下容易发病。红斑狼疮累及多系统可出现各种症状，如发热、关节炎、颜面部红斑、贫血、胸膜炎、心肌炎、狼疮脑病等。当红斑狼疮侵犯肾脏时，可出现血尿、蛋白尿、水肿或肾功能不全等肾炎或肾病综合征表现。肾脏是系统性红斑狼疮累及率最高的器官，系统性红斑狼疮患者的肾穿刺活检提示肾脏受累率几乎为100%，但是出现肾损害相关的临床表现的患者却只占其中的 45%~85%，也就是说还有 15%~55% 的患者虽然肾脏已经受损，但不会或尚未表现出任何不适及尿液指标异常。狼疮性肾炎的临床表现与其他肾炎无明显差别，轻者可无症状，仅在检查尿液时发现有蛋白尿或血尿，重者才出现上述症状。红斑狼疮患者应特别注意有无肾脏损害，需定期检查尿液，以尽早发现、及时治疗。即使病初尿液检查正常，也应定期复查。

105 为何狼疮性肾炎患者需做肾穿刺活检？

狼疮性肾炎临床症状轻重不一，其病理分型更是分为六型，其临床表现和病理分型并不完全对应，同时狼疮性肾炎的临床表现与普通的肾炎无异。尽管狼疮性肾炎患者在制订治疗方案前可以依赖血常规了解有无贫血、白细胞减少或血小板减少，通过红细胞沉降率 (血沉)、C 反应蛋白 (CRP)、肝肾功能、自身抗体、补体、冷球蛋白、尿液检查等评估病情的轻重和活动程度，以制订经验性的治疗方案。但完全依赖传统的经验性治疗，不仅不能保证治疗效果，导致错过治疗的最好时机，还会因为不适当用药带来不必要的药物副反应。肾穿刺活检则可以及时判断出不同的病理类型，实现分 "型" 治疗，根据肾脏损害的病理特点选择最佳的治疗方案，以获得最好的疗效。因此，建议狼疮性肾炎患者及早做肾活检。

106 患者如何配合狼疮性肾炎的治疗？

狼疮性肾炎的治疗是一场持久战，很多人出现不良结局并非是因为治疗效果欠佳，而是没有长期规律用药所致。为了保证治疗的安全有效，在

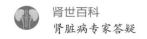
积极配合专科医生治疗狼疮性肾炎的过程中需注意以下几点。①应当树立战胜疾病的信心。②需做好长期甚至终生治疗的准备。狼疮性肾炎的治疗业内已经形成了一套完整的治疗方案，加上越来越多新药物的投入使用，迄今为止药物治疗业内可以很好地缓解病情，但无法彻底治愈，因此需长期用药。③及时听从医生建议，根据病情活动程度选择治疗方案，治疗方案因人而异。狼疮性肾炎有多种类型，病情轻重不一，针对不同病理类型的不同阶段应采取不同的治疗方案。当狼疮性肾炎处于活动期时，通常需要大剂量、几种药物联合治疗阻止肾脏损伤继续加重；病情控制后，小剂量药物维持治疗以预防复发。因此，在长达数年的狼疮活动过程中需及时调整治疗，切忌病情好转后随意停药或盲目服药。④注意防治并发症。狼疮性肾炎患者在治疗过程中很容易出现各种并发症，如感染、心血管并发症、股骨头坏死等，重者可危及生命。防治并发症的关键在于合理用药、定期随访、早发现和早治疗。⑤注意预防狼疮复发。感染、紫外线照射或怀孕等都可诱发红斑狼疮活动。女性患者在病情未完全控制前应避免怀孕，如要怀孕，也须在专科医生指导下进行。

107 狼疮性肾炎患者为何要长时间用药？长期随访？

狼疮性肾炎是一种慢性疾病，患者一定要树立长期治疗的思想，治疗过程往往需要数年、数十年，甚至更长时间，有些患者要终生服药才能使病情得到有效控制。狼疮性肾炎每复发一次，肾脏损害就加重一次，病情反反复复，不但给患者家庭带来沉重的经济负担，还可导致患者肾功能衰竭，严重时甚至危及生命。一旦确诊，建议听从专科医生根据病情制订的切实可行的长期治疗方案，遵照医嘱正规用药。在漫长的治疗过程中，不能因为担心药物的副作用自行减药或停药。在长期的治疗过程中，一定要注意随访。通过定期随访可以清楚病情控制程度，及时调整治疗方案，及早发现药物副作用，及时判断病情有无复发。因此，我们要求不仅在治疗初期规律复诊，病情稳定甚至长期病情缓解患者均需坚持复诊。

108 哪些情况时应考虑狼疮性肾炎活动或病情复发？

系统性红斑狼疮可由感染、紫外线照射、妊娠等多种因素诱发，如果出现下列症状和实验检查异常时，应考虑病情活动或复发，应及时就诊。包括：原因不明的发热；新鲜的皮疹再现，或伴有指、趾端及其他部位的血管炎样皮疹；关节肿痛再次发生；脱发明显；口、鼻出现新鲜溃疡；出现胸腔积液或心包积液；尿蛋白增多，尿红细胞增多或血肌酐升高；白细胞或血小板减少，或贫血明显；出现神经系统症状，如头痛、呕吐、抽搐等。当尿液检查存在大量红细胞尿、管型尿或白细胞尿时，均提示狼疮性肾炎活动或复发。此外，如果动态监测尿蛋白较前上升或有明显血尿、白细胞尿时，应考虑肾炎活动。

109 狼疮性肾炎患者可以结婚、生育吗？

狼疮性肾炎患者多为育龄期的年轻女性，很多患者关心是否可以恋爱、结婚和生育。其实狼疮性肾炎患者的心理和生育功能大多是正常的，在疾病初期和用药后病情稳定者，完全可以和正常人一样恋爱、结婚。正常婚姻生活并不会造成狼疮复发。过去曾将狼疮作为妊娠禁忌，随着对狼疮妊娠研究的进展，虽然妊娠可能诱发狼疮活动，但狼疮患者并非完全不能生

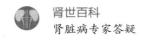
育，而是必须在狼疮活动控制后，在医生指导下才能怀孕。一旦妊娠，必须严格定期复查，了解病情变化。当狼疮患者病情尚未得到控制而处于活动期时，一旦怀孕，不仅会导致患者病情加重，出现蛋白尿、高血压、水肿等，还容易发生流产、早产、胎儿发育不良等情况。因此，对于有生育要求的狼疮性肾炎患者，建议在专业医生的指导下健康生育。

110 狼疮是传女不传男吗？

系统性红斑狼疮并非是一种遗传病，但是其发生和遗传相关。现阶段的研究表明：系统性红斑狼疮是多基因、多部位遗传的，不是百分之百的显性遗传，携带这些易感基因的患者患红斑狼疮的概率明显高于其他人群，患者的易感基因可以遗传给下一代，但下一代并不一定会发病，这意味着狼疮患者的子女患系统性红斑狼疮的概率比正常人群稍大一些。另外，相比而言狼疮的女性患病率高于男性的，但男女均有患狼疮的可能性，所以并没有传女不传男的说法。实际上，红斑狼疮是在基因缺陷、环境、感染和内分泌等多种致病因素共同作用下发生的。因此，只能说红斑狼疮有遗传背景，但不能说是一种遗传性疾病，红斑狼疮患者大可不必过分担心自己的病会遗传给子女。

111 狼疮性肾炎可以治愈吗？

狼疮性肾炎根据肾穿刺活检的病理结果可以分为Ⅰ到Ⅵ型，根据分型的不同，病情也有轻重之别。随着科学和医疗水平的不断进步，现阶段业内对狼疮性肾炎的治疗已经形成了比较成熟、规范性的治疗方案。虽然并不能完全治愈，但经过合适的药物治疗是可以控制病情、使其长期缓解的，包括蛋白尿减少或消失，肾功能维持稳定，以及狼疮的一些活动性指标如补体、抗双链 DNA 抗体、抗核抗体等均控制在稳定状态。长期缓解的状态意味着狼疮性肾炎患者可以和正常人一样生活、生育和工作。狼疮性肾炎的治疗重点在于规范的治疗方案及长期的密切随访，只有这样才能够保证患者获得比较好的治疗效果。当然，在长期的治疗过程中为了维持病情稳定，狼疮性肾炎患者要和医生密切配合，如果在治疗过程中出现不适或病情变化，需尽快到医院进行诊治，以免病情恶化。

112 狼疮性肾炎患者要终生用激素吗？已经透析了是否还要用？

狼疮性肾炎及其导致的尿毒症是否需要终生服用激素是依据患者的病情变化来确定的，不一定需要一辈子服用激素药。系统性红斑狼疮属于慢性的自身免疫性疾病，需要长期使用激素和（或）免疫抑制剂来治疗。狼疮性肾炎易合并其他多系统损害，若受累脏器比较多、症状比较重的患者，可使用激素和（或）免疫抑制剂诱导治疗控制病情活动。在病情进入缓解期以后，可以逐渐减少激素和（或）免疫抑制剂的剂量，以最小的剂量长期维持。对于部分病情比较轻的狼疮性肾炎患者，已经进入透析治疗阶段，若无其他系统损害时，病情缓解后可酌情考虑停用糖皮质激素，仅用抗疟药物（如羟氯喹）或者免疫抑制剂（如环磷酰胺）来控制病情即可。

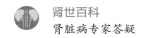
113 干燥综合征会导致肾损害吗？具体有哪些表现？

干燥综合征一种侵犯泪腺、唾液腺等外分泌腺体的弥漫性结缔组织病。主要表现为干燥性角结膜炎和口腔干燥，自觉最明显的症状就是口干、眼干。干燥综合征可累及全身各个脏器，肾脏是最易受累的器官之一，30%~50% 的患者有肾损害。肾损害的临床表现差异很大，轻者无症状，重者可因肾功能衰竭而死亡。干燥综合征肾脏主要受累部位为远端肾小管，表现为肾小管酸中毒引起的周期性低钾麻痹，患者因肌肉软瘫无力而丧失自主活动能力，先从四肢开始，继而导致翻身、抬颈及坐起困难，甚至会出现呼吸困难，补钾后症状消失，但症状会经常复发。严重者可以出现肾钙化、肾结石、肾性尿崩症及肾性骨病。近端肾小管及肾小球受累较少见。少部分患者出现较明显的肾小球损害，临床表现为大量蛋白尿、低蛋白血症，甚至肾功能不全等。

114 干燥综合征导致的肾损害可以治愈吗？

干燥综合征肾损害临床进展缓慢，预后相对良好。根据国内某肾脏病研究所对干燥综合征伴肾损害患者的远期预后研究发现：经过适宜的治疗，绝大多数干燥综合征患者的肾功能可以维持正常功能。原发性干燥综合征的治疗原则主要是替代和对症处理：口干可多饮水，注意口腔卫生，保护牙齿，预防真菌感染，避免使用减少涎液分泌的药物，人工泪液、人工唾液等替代治疗改善眼干、口干，补钾纠正低血钾等。并发肾损害、关节炎等需要根据病情严重程度予以激素和免疫抑制剂治疗。对于肾损害的患者，早期经过恰当的治疗可以控制病情，但如果治疗不及时，则病情会渐进性进展至肾功能不全。

115 过敏性紫癜为什么会引发肾炎？

过敏性紫癜是一种以坏死性小血管炎为主要特征的免疫性疾病，其病变累及皮肤表现为皮肤紫癜，累及胃肠道血管表现为出血性胃肠炎，累及关节表现为关节炎，累及肾脏会出现紫癜性肾炎。因为肾脏多小血管，故肾脏是其常累及的器官。发病机制与血液循环中可溶性免疫复合物在肾脏沉积相关。过敏性紫癜可发生于任何年龄，但在 10 岁以下儿童中多见。紫癜累及肾脏的发生率在不同研究中差异很大，波动在 20%~100%。通常年龄越大，肾脏损害发生率越高，肾脏病变程度也越重。

116 紫癜性肾炎可以治愈吗？

紫癜性肾炎分为不同的病理类型，治疗的效果取决于其病理改变的情况和对治疗反应的敏感性。紫癜性肾炎从病理分型上分为微小病变、单纯系膜增殖、系膜增殖伴小于 50% 新月体形成和（或）肾小球硬化、系膜增殖伴 50%~75% 新月体形成和（或）肾小球硬化、系膜增殖伴大于 75% 新月体形成和（或）肾小球硬化、膜增殖性肾炎 6 型。多数患者和儿童病理改变较轻，经治疗后临床症状消失，血尿或蛋白尿消失维持 6 个月以上不再复发者，即实现了临床治愈。儿童的预后较成人要好，成人起病 5~10 年后有半数左右的病例可完全康复，大约 30% 的患者持续存在血尿或蛋白尿，另有少部分患者，尤其是老年人、起病为急性肾炎综合征或持续性肾病综合征者，会逐渐发展为慢性肾功能衰竭。

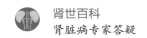
117 **如何避免紫癜性肾炎复发?**

紫癜性肾炎是一种血管过敏反应性疾病,因为机体对某些致敏物质产生过敏反应,导致毛细血管脆性和通透性增加、血液外渗,从而产生紫癜、黏膜和某些器官出血。为了避免疾病复发所致的危害,应注意清洁饮食,避免辛辣刺激,多食水果蔬菜等富含维生素的食物,防治感染,清除潜在的病灶如扁桃体炎,驱除肠道寄生虫,避免接触动物毛发、花粉等易过敏物质及可能的致敏食物、药物。同时应积极锻炼、增强体质、提高免疫力。

118 **血管炎会引起肾损害吗?**

系统性血管炎是一大类以血管壁炎症为特征的、多系统损害的自身免疫性疾病。按受累血管大小,主要分为大、中、小血管炎三类,不同类型的血管炎均可导致肾损害,但不同类型的血管炎所致肾损害的特点是不一样的。大血管炎包括巨细胞动脉炎及大动脉炎,中血管炎以结节性多动脉炎及川崎病为主,小血管炎包括抗中性粒细胞胞浆抗体(ANCA)相关性血管炎(包括显微镜下多血管炎、肉芽肿性多血管炎、嗜酸细胞肉芽肿性多血管炎)和免疫复合物沉积性小血管炎(包括冷球蛋白血症性小血管炎、过敏性紫癜及低补体血症荨麻疹性血管炎)。肾脏具有复杂的血管结构,因而导致其成了系统性血管炎最常受累的器官。根据受累血管大小不同,肾脏受累的表现也多种多样。大、中血管炎以肾动脉狭窄或动脉瘤为主,表现为肾血管性高血压及缺血性肾病;小血管炎的肾受累多表现为坏死性肾小球肾炎、膜性肾病或新月体形成等。临床表现多种多样,病情轻重不一,且往往伴发多系统疾病表现。

119 ANCA 相关性血管炎肾损害可以治愈吗？

抗中性粒细胞胞质抗体（ANCA）相关性血管炎肾损害是有临床治愈的可能的，通过及时有效的诊断和治疗，肾功能有恢复正常的可能。ANCA 相关性血管炎肾损害的漏诊和误诊率较高，改善其治疗效果的关键是早诊断、早治疗。ANCA 相关性血管炎是一类死亡率较高、预后较差的疾病，一旦出现肾脏受累，存活时间更短。对于早期诊断的患者，肾功能正常或指标轻度升高，通过合理应用激素联合免疫抑制剂，可使尿蛋白转阴、肾功能恢复正常，预后相对较好。对于肾功能短时间内的恢复不能掉以轻心，因本病易复发，仍需定期复查。另外，肺是除肾脏外 ANCA 相关性血管炎最常累及的器官，一旦同时并发肺肾损伤，多发展迅速，预后不良。

120 ANCA 相关性血管炎肾损害需要终生用药吗？

答案是否定的。ANCA 相关性血管炎的治疗依据个人病情而定，并不一定需要终生用药。ANCA 相关性血管炎的治疗常规分为 3 期，即诱导期、维持期和复发期。诱导期：一般是激素联合环磷酰胺治疗，需要透析或者肌酐快速升高的患者、并发弥漫性肺出血的患者，可联合血浆置换。通过该期治疗若病情逐步改善，可于 9~12 个月后进入维持期治疗。维持期：为避免药物的副作用，诱导缓解后改用环孢素、霉酚酸酯等免疫抑制剂维持治疗。对持续缓解的患者，建议不少于 18 个月的维持治疗。对于肾损害进入透析的患者而没有肾外表现时，不建议给予维持治疗。复发期：因 ANCA 相关性血管炎容易复发，对于严重复发患者重新开始诱导治疗，对于复发并不严重的患者，建议酌情加强免疫抑制剂的强度，

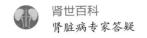
选用如利妥昔单抗等药物。

121 乙肝会导致肾损害吗?

乙肝是会导致肾损害的,但并不是所有乙肝患者都会出现肾损害。由乙型肝炎病毒直接或间接诱发的肾小球肾炎叫乙型肝炎病毒相关性肾炎。其发生可能与乙型肝炎病毒抗原抗体复合物沉积于肾小球引起免疫损伤、病毒直接感染肾脏细胞、乙型肝炎病毒感染导致自身免疫致病有关。乙型肝炎病毒相关性肾炎是乙型肝炎病毒感染继发的肾小球肾炎,其确诊需经血清免疫学及肾脏病理活检证实,同时应排除系统性红斑狼疮等其他病因所致的肾脏病。乙型肝炎病毒相关性肾炎的临床表现多种多样,可表现为肾病综合征、慢性肾炎综合征、急进性肾炎综合征、单纯性血尿等。起病多隐匿缓慢,有不同程度的水肿和疲乏无力。几乎所有患者均可出现镜下血尿或蛋白尿。

122 患了乙肝后怎么知道有没有引起肾脏病?

乙型肝炎病毒相关性肾炎的临床表现主要分两种,即肾脏表现和肾外表现。急性和慢性乙型肝炎病毒感染均可引起肾小球肾炎,有肝炎的症状,比如乏力、食欲减退的症状,部分可有肝功能异常和转氨酶升高。肾脏的临床表现主要表现为肾病综合征或肾炎综合征,一般起病缓慢,可有不同程度的水肿。几乎所有患者均可出现镜下血尿或蛋白尿。部分患者以蛋白尿、低蛋白血症、水肿、高脂血症表现的肾病综合征起病,部分有大量腹水。少部分有高血压、肾功能不全。无论是肾脏表现还是肾外表现,均缺乏特异性，但对于确诊乙型肝炎病毒感染的患者，一旦出现肾脏表现，需明确是否为乙型肝炎病毒相关性肾炎。

123 乙肝相关性肾炎到底是该治肝病还是该治肾病？

乙肝相关性肾炎的治疗尚无特效药物，不仅仅是单治肝病或者肾病，而应该综合治疗，兼顾乙肝和肾病的治疗。若肾小球疾病较轻，应注意休息，在降压、降尿蛋白及调整治疗的基础上治疗乙肝即可。随着乙肝病情缓解，病毒复制减少，肾炎病情会逐渐减轻。若肾小球病变较重，尿蛋白较多，需要根据病理轻重决定下一步治疗。治疗肾炎的同时治疗乙肝，抗乙肝病毒治疗疗效相对确切，但针对肾炎的激素和免疫抑制剂尤其是糖皮质激素一般是不建议使用的，对于肝功能损害较轻或无明显病毒复制者，可根据患者个体情况在专业医生的指导下谨慎使用免疫抑制剂。

124 乙肝相关性肾炎能治好吗？

乙肝相关性肾炎的治疗效果由肝炎病变的情况和肾炎病变的情况综合决定。若肝功能不良、并发肝衰竭等，会明显影响肾病的预后。若肝功能良好，肾炎的治疗效果和预后与肾炎的病理类型密切相关，病理类型决定预后好坏。乙肝相关性肾炎最常见的类型为膜性肾病，其次为系膜毛细血管性肾炎及系膜增生性肾炎，另外，还有少数表现为微小病变、IgA 肾病与局灶硬化性肾炎。膜性肾病和轻度系膜增生性肾炎预后比较好。膜性肾病 1/3 可以自己缓解，1/3 可以经过治疗好转，有 1/3 效果比较差。成人多发乙肝相关性膜增殖性肾炎，预后比较差，病理类型比较严重，往往伴随

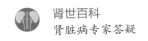
高血压、大量蛋白尿、肾功能异常，治疗效果不好，治愈的可能性比较小。尽管预后比较差，如果经过积极控制，还是能在一定程度上延缓肾功能衰竭的病程。儿童常发的膜性肾病或者轻度系膜增生性肾炎，若症状较轻，可能达到临床治愈。

125 乙肝相关性肾炎会影响寿命吗？

乙肝相关性肾炎是有可能影响寿命的，但每个人的病情和对治疗的反应不同，结局也会不同。乙肝相关性肾炎如果对治疗反应良好，加上患者的积极配合和健康正确的饮食生活，经过规范的治疗，可以获得正常人的寿命。但如果乙肝本身控制欠佳，已经进展到肝硬化或者出现乙肝性相关性肾炎导致的肾功能衰竭，则患者的寿命可能会相应缩短。对于乙肝相关性肾炎，如果肝炎控制良好，其肾脏的病理类型决定了治疗的效果。病理类型较差的患者一般治疗效果不好，可能会快速进展到肾衰竭，即便患者肾脏功能丧失最终进入透析治疗阶段，也不能完全失去治疗的信心。透析可以替代大部分的肾脏功能，随着透析治疗技术的逐步提高和透析效果的改善，患者本身的寿命并不一定会受影响。

126 癌症会损害肾脏吗？

肿瘤是引起肾脏病变的病因之一，除了肾脏本身的肿瘤，肾脏外其他系统的肿瘤也可以通过多种途径损害肾脏，各系统肿瘤中血液系统肿瘤最常侵犯肾脏。肿瘤根据其对肾脏损害的缓急可表现为急、慢性肾功能不全，根据损伤部位可表现为各种类型的肾小球肾炎、肾小管间质和血管损伤。

临床上根据损伤的病因分为肾前性损伤、肾性损伤和肾后性损伤。①肾前性损伤：多由于肿瘤本身及治疗药物导致的摄入减少、呕吐、腹泻等，造成体液丢失，引起肾脏灌注不足，继而引发肾损害。②肾性损伤：一方面淋巴瘤、白血病等细胞可局部浸润肾脏直接导致肾实质损害；另一方面，肿瘤相关抗体、循环免疫复合物沉积于肾脏可引起肾小球损害，此外，肿瘤诱发水电解质、酸碱平衡紊乱等可引起急性肾小管坏死。③肾后性损伤：可由实体肿瘤转移或后腹膜淋巴结肿大、纤维化导致膀胱出口和输尿管等尿路梗阻，高尿酸血症致尿酸沉积在肾小管引起机械性梗阻，从而引发肾后性肾功能不全。此外，多种化疗药物的使用也可直接导致肾小管间质损伤，同时药物治疗引起肿瘤细胞的快速破坏导致肿瘤溶解综合征，继发的高尿酸血症、高氮质血症、高磷血症和高钾血症均可导致急性肾功能衰竭。

127 哪些药物易伤肾？

日常生活中导致药物性肾损伤的药物多种多样，需要加以鉴别、引起注意，最常见的是非甾体抗炎药及解热镇痛类药物，如布洛芬、扑热息痛、消炎痛等，其中含有阿司匹林、吲哚美辛、双氯芬酸、对乙酰氨基酚、吡罗昔康等解热镇痛成分。中药中可以引起肾脏损伤的成分有马兜铃酸，含有马兜铃酸的中药有关木通、青木香、天仙藤等；此外，草乌、川乌、山慈菇、北豆根、秋水仙、细辛、泽泻、土三七、马兜铃、斑蝥、全蝎、蜈蚣、朱砂、雄黄、砒石、胆矾等中药均有潜在肾损伤的风险。容易引起药物性肾损伤的另一大类是抗生素类，尤其是氨基糖苷类和磺胺类抗生素，如庆大霉素、链霉素、新诺明，除此以外，万古霉素、两性霉素 B、阿昔洛韦，以及反复使用利福平等也容易引起肾脏损害。不容忽视的是，常用的胃药

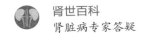
当中，质子泵抑制剂如奥美拉唑、雷贝拉唑等，长期大量使用也会引起肾脏损害。还有一类比较特殊的药物是临床上用于 X 线或 CT 检查的造影剂，如泛影葡胺、碘海醇和碘克沙醇等，也有引起肾损害的风险。其他如肿瘤靶向药、治疗器官移植的环孢素、他克莫司等免疫抑制剂，以及治疗精神抑郁躁狂疾病的锂制剂等药物，均须在医生指导下应用。

128 药物性肾损害如何防治？

古人云"是药三分毒"，肾脏作为药物的主要代谢排泄器官之一，也是药物损伤的常见作用靶点。为避免药物性肾损害，用药前需注意如下：①严格掌握用药适应证，遵医嘱选用肾毒性小的药物，高危人群避免用药；②尽量避免长期使用，需长期服用或反复用药的人群，应在医生和药师指导下用药，避免自行购买使用；③用药期间定期检查尿常规和肾功能，及早发现和治疗肾损伤。

对于已经存在的药物性肾损害的治疗，首要也是最重要的一点是及时去除引起肾损害的药物，然后根据肾损害轻重来决定具体的治疗方案。如果药物性肾损害较轻，可以应用一些保肾排毒的药物，像百令胶囊、金水宝胶囊、尿毒清、肾衰宁等。如果药物性肾损害比较重，可酌情使用糖皮质激素。出现急性肾损伤，少尿、无尿的情况时，甚至需要考虑临时行血液净化治疗，以帮助机体排出多余的水分和代谢废物，给下一步治疗争取时间。

第 6 章

尿路感染

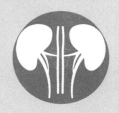

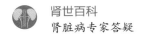

129 女性更容易发生尿路感染吗？

尿路感染多见于育龄期妇女、老年人、免疫力低下及尿路畸形者。女性尿路感染发病率明显高于男性的，比例约为 8：1，这与性生活、月经、妊娠和避孕药的使用等有关，尤其是与女性的生理解剖结构特点有关。女性尿道短而宽，距离肛门较近，开口于阴唇下方，这是女性容易发生尿路感染的重要因素。性生活时，尿道口周围的细菌挤压入膀胱易导致尿路感染。避孕栓的主要成分壬苯醇醚可破坏阴道正常微生物环境，会增加细菌尿的发生概率。

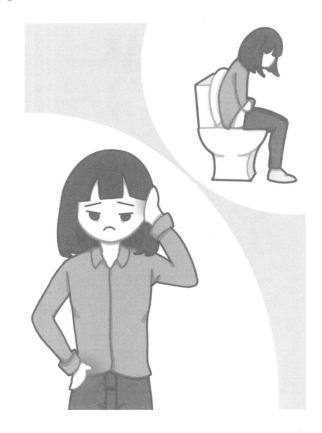

130 尿路感染也会腰痛吗？

尿路感染的临床表现因感染部位及严重程度的不同而不一样。根据感染的部位，尿路感染可分为上尿路感染和下尿路感染。上尿路感染即急性肾盂肾炎，下尿路感染即尿道炎和膀胱炎。急性肾盂肾炎相对临床表现重，可有发热、寒战、头痛、全身酸痛、恶心、呕吐等全身表现，同时有尿频、尿急、尿痛、排尿困难、下腹痛、腰痛等泌尿系统症状，叩击单侧或双侧肾脏有疼痛感。膀胱炎主要表现为尿频、尿急、尿痛、排尿困难、下腹部疼痛，一般没有明显的腰痛、发热。腰痛不一定就是尿路感染，腰痛是一种常见的临床症状，涉及多个脏器系统的疾病，如腰肌劳损、腰椎退行性病变、腰椎间盘突出、骨质疏松、腰扭伤、脊椎炎症、肿瘤等。尿路感染如为急慢性肾盂肾炎可表现为腰痛，而泌尿系统其他疾病如肾结石、肾脓肿、多囊肾等也可表现为腰痛。因此只有腰痛并伴有细菌尿、发热等症状时才能考虑尿路感染，最终需经过医生查看并完善进一步相关检查后才能确诊。

131 有哪些可以预防尿路感染的措施？

尿路感染在育龄期女性、免疫力低下、留置导尿管的人群中高发，可以采取以下预防措施减少其发生。①多喝水、勤排尿。每日饮水量大于2000毫升，不憋尿，有尿即排空膀胱，这些是最简单有效的预防措施。②注意会阴部清洁，女性每日清洗外阴，更换贴身衣物，性生活前后及时清洗，性生活后立即排尿一次可有效预防尿路感染的发生。③膀胱 – 输尿管反流者，每次排尿后数分钟再排尿一次，避免尿液反流至输尿管。

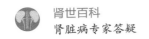
132 尿路感染该怎么治疗？

尿路感染的主要治疗是应用有效的抗生素。根据感染的细菌种类、感染部位、严重程度，选择有效的抗生素。一般需要做尿液的培养检查及药物敏感试验，好为抗生素的选用提供依据；在结果出来之前，医生会根据经验选择抗生素治疗。急性膀胱炎的疗程一般为 3~7 天，急性肾盂肾炎的疗程为 2 周。病情反复发作或病情较重时，抗生素使用时间应适当延长，经 2~4 周的治疗仍不足以缓解症状时，甚至可以采用长期的抑菌治疗。如果没有经过医生的医嘱自行停药，症状容易反复且易出现抗生素耐药，因此，不建议随意停药或更换抗生素，且抗生素的使用疗程应足够。复杂性尿路感染应同时治疗基础疾病。除此之外，感染急性期要注意休息，多饮水，勤排尿。

133 尿路感染会复发吗？

尿路感染有可能复发。如果诱发因素未解除，比如伴有泌尿系统结构或功能异常、免疫力低下的患者，或有结石、前列腺增生、肿瘤、泌尿道狭窄、膀胱－输尿管反流、糖尿病、长期卧床、长期使用免疫抑制剂等，这些患者的尿路感染经治疗后可能会再次复发。有些患者常常在症状好转后即自行停药，用药疗程不够，或停药后不按医生要求及时到医院复查，导致病情复发或迁延不愈，甚至转为慢性，从而增加治疗的难度。有部分患者自行滥用药物，引起细菌耐药，抗感染治疗效果不好，使得尿路感染反复。尿路感染复发还有可能是特殊病原菌引起的感染，如结核分枝杆菌引起的感染等。还有部分患者是由于妇科炎症引起炎性分泌物大量增加，直接污染尿道口引起的尿路感染，如未及时治疗妇科炎症也会引起尿路感染反复发作。

134 尿路感染反复发作怎么办？

尿路感染反复发作，需要积极寻找病因，及时去除诱发因素，比如结石、梗阻、尿路畸形等；根据尿培养药敏试验选择有效的抗生素，疗程要足，停药 1 周后复查尿检，连续两次检查结果阴性才表示此次感染治愈，不要自行停药。必要时可采取长程低剂量抑菌疗法，持续半年。服药期间要注意观察药物的不良反应。避免自行滥用抗菌药物，引起细菌耐药，导致抗感染治疗效果不好。若去除诱因后仍反复发作，建议进一步检查明确有无特殊细菌感染。若考虑尿路感染与妇科炎症引起炎性分泌物污染尿道口有关，应及时处理妇科炎症。此外，应加强体育锻炼，增强体质，注意卫生，避免憋尿。

135 尿中有细菌一定要用药吗？

尿检中发现细菌，不一定要用药。有一种特殊的尿路感染即无症状性细菌尿，这类患者有真性细菌尿，但没有尿路感染的症状，一般不需要抗感染治疗。以下几种情况需要使用抗生素：妊娠期无症状性细菌尿、学龄前儿童、出现有症状感染者、肾移植、尿路梗阻及其他尿路有复杂情况者。对于无症状性细菌尿的治疗，一般选择短程治疗。

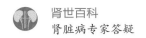
136 **尿路感染后尿常规有红细胞怎么办？**

尿路感染因病菌导致局部炎症，炎症刺激使输尿管上皮受损或小血管破裂，导致尿常规可见红细胞，部分患者可有肉眼血尿，甚至感染治愈后尿常规仍遗留有血尿，一般3~6个月能完全恢复，不影响肾脏功能。如果反复持续尿常规血尿甚至有肉眼可见的血尿，需要进一步就诊排除泌尿系结石、肿瘤等，以免延误治疗。

137 **怀孕期间发生尿路感染可以吃药吗？**

妊娠属于女性特殊的生理时期，对于药物的使用有诸多禁忌，甚至民间认为妊娠期间任何药物都不能使用，这种观念是不对的。如若怀孕期间发生尿路感染，无论有无症状都需要及时治疗。根据经验及国内外相关研究资料，可以选择对胎儿影响小的抗生素，如青霉素类、部分头孢菌素等，但用药需要严格遵医嘱进行，不能自行用药。

138 **有排尿不适症状一定是尿路感染吗？**

不一定。有尿频、尿急、尿痛及排尿困难不一定就是尿路感染，只有经过医院专科就诊，完善尿常规、尿培养等相关检查，结果明确后才能确诊尿路感染。排尿不适症状亦可见于尿道综合征、肾结核、慢性肾小球肾炎等疾病。尿道综合征常见于女性，患者可有尿频、尿急、尿痛及排尿困难等泌尿系症状，但反复做尿常规及尿细菌学检查无明显异常。尿道综合征病因不明确，可能与患者逼尿肌与膀胱括约肌功能不协调、避孕药的使用、妇科或肛周疾病、神经焦虑状态等有关。

139 尿路感染会出现严重后果吗？

尿路感染是一种临床常见的疾病，经积极治疗后，急性膀胱炎、急性肾盂肾炎等预后相对好，一般不遗留严重后遗症，部分病情相对重的患者可能出现肾乳头坏死、肾周围脓肿、败血症等。慢性肾盂肾炎可能病情逐步进展，甚至出现慢性肾功能衰竭的情况，需积极就诊，解除诱发因素，延缓疾病进展。特殊病原菌如结核分枝杆菌诱发的感染，通常从肾结核而来，可以表现为顽固的膀胱刺激症状，久治不愈。对于那些尿路刺激征迁延反复，普通尿培养未见异常，怀疑支原体感染者，可以获取尿液标本，接种于支原体培养基，以明确是不是支原体感染，一般及时诊断及正确治疗即可取得较好的疗效。

140 导尿一定会发生尿路感染吗？

不一定。据研究，单次导尿后尿路感染的发生概率为 1%~2%，留置导尿管时发生尿路感染的概率随着留置时间的延长而显著增加。留置导尿管 1 天，感染风险约 50%；留置导尿管 3 天以上，感染风险可达 90%。大部分导尿管相关无症状性菌尿无须抗感染治疗，如果出现尿路感染的症状，则需按原则用药。

141 哪些人群容易发生尿路感染？

有以下情形的人群易发生尿路感染：存在尿路解剖和功能异常，如尿

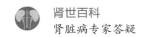
路畸形、结石、膀胱－输尿管反流、尿道黏膜分泌性免疫球蛋白缺乏或功能低下等；全身免疫功能低下，如合并糖尿病、慢性肾功能不全、应用免疫抑制剂等。

142 尿常规细菌学检查的假阴性和假阳性是怎么回事？

不是所有的尿常规结果阴性或阳性都是准确的，假阴性或假阳性都是有可能的。留取标本的过程中，可能出现各种各样的问题，以至化验结果和实际病情不相符。假阴性一般见于以下情况：①近7天内使用过抗生素；②尿液在膀胱内停留时间较短；③留取尿液标本时，消毒液混入尿液标本中；④饮水较多，尿液被稀释；⑤感染灶排菌呈间歇性。假阳性常见于以下情况：①尿液在收集时被污染；②尿液标本在室温下存放时间超过1小时；③实验室检验误差。

143 尿路感染急性期，在日常生活中应注意什么？

尿路感染急性期需要注意休息，适当多饮水，勤排尿（每2~3小时排尿1次）。多饮水有助于稀释尿液，冲洗尿道，可降低致病微生物浓度，促进尿液的排出。避免憋尿，避免细菌在尿路繁殖。注意饮食，忌辛辣油腻食物和烟酒浓茶，宜多食水果蔬菜。注意外阴、会阴部清洁，定时清洗，勤换内裤，以减少尿道口的细菌群。

144 尿路感染症状缓解后还需要治疗吗?

临床症状的缓解不代表细菌学的治愈。临床治愈的标准是症状消失、尿菌阴性,因此不能在症状缓解后盲目停药,需要足疗程治疗;在疗程结束后,经复查和临床医生评估后方可停药,停药后仍需复查。例如,膀胱炎治疗 1 周后需复查,急性肾盂肾炎治疗 14 天后需复查。一般最好在疗程结束后 2 周、6 周均复查,如有异常,需经临床医生指导后规范治疗,不建议自行使用抗生素,以免发生耐药情况。

145 留置导尿管后尿路感染怎么办?

导尿管相关尿路感染是指留置导尿管期间或拔除导尿管后 48 小时内发生的感染。导尿管相关的尿路感染随着留置时间的延长,尿路感染的发生概率显著升高。如病情允许,需尽早拔除导尿管。如不能拔除导尿管,前 3 天可给予抗生素延缓尿路感染的发生。治疗上完善尿培养,经验性选用抗生素,随后根据培养和药敏结果酌情调整抗生素的使用。尿液混浊、感染症状严重时可行膀胱冲洗,可使症状尽快得到改善。

146 哪些病原体会导致尿路感染?

能导致尿路感染的病原体种类繁多,包括细菌、真菌、支原体、衣原体、病毒等,临床上常见的致病菌为革兰氏阴性杆菌,占比为 75%~90%。特殊病原体感染,如结核分枝杆菌引起的尿路感染膀胱刺激症状更为明显,一般抗生素治疗无效,治疗后仍残留尿路感染症状或尿沉渣异常。真菌引

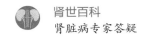

起的尿路感染中，念珠菌感染最常见，膀胱真菌感染一般多无症状，少部分患者会有尿频、排尿困难、血尿等症状。肾脏念珠菌感染表现为肾盂肾炎的症状，有腰部疼痛和发热，并可能产生输尿管梗阻，形成念珠菌感染性肾周脓肿或脓肾等。支原体、衣原体引起的尿路感染多伴有生殖道感染，以女性多见。

147 尿路感染会出现蛋白尿吗？会变成慢性肾炎吗？

尿路感染会出现蛋白尿，尿常规检查中尿蛋白可能为阳性，但尿蛋白定量属于微量蛋白，且定性通常在（++）以下。一般尿路感染治愈后尿蛋白可恢复正常。尿路感染是感染性疾病，不会转变成慢性肾炎，但部分类型的尿路感染如慢性肾盂肾炎可能进展为慢性肾衰竭。

第 7 章
肾 结 石

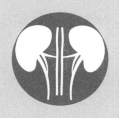

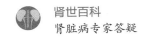

148 什么是肾结石？

泌尿系的组成由上到下有肾脏、输尿管、膀胱、尿道。尿液的生成及排泄就像江水向下流：肾实质是发源地，尿道是出口，膀胱是路遇的湖泊，肾盏、肾盂、输尿管是河床。各个河段沉积的沙石即组成了泌尿系结石，包括肾结石、输尿管结石、膀胱结石、尿道结石等，肾结石仅仅是泌尿系结石的一部分。

肾脏内结石主要分为肾实质结石、肾盏结石、肾盂结石及肾盂－输尿管连接处结石。小的肾实质结石对身体影响不大，但肾结石增大后会压迫周围组织致组织萎缩，甚至影响肾功能。肾盏结石如果堵在肾盏开口处，可致肾盏内压力升高，长期阻塞会导致肾盏扩张，形成肾积水。肾盂结石

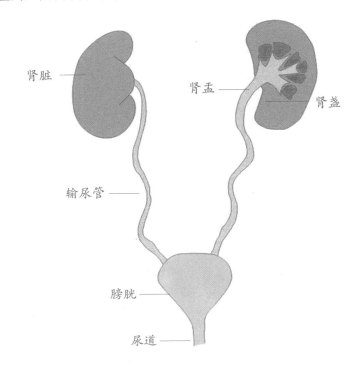

肾脏

肾盂

肾盏

输尿管

膀胱

尿道

一般最大，对身体危害也最大，尤其是肾盂－输尿管连接处结石急性梗阻可突发剧烈腰背部疼痛，长期慢性梗阻可造成肾积水，导致肾脏体积越来越大，最后失去功能，发展至尿毒症。

149 肾结石的种类有哪些？

草酸钙结石：临床上最常见的结石类型，占肾结石的 80%~84%。表面光滑或粗糙，呈桑葚样、棕褐色。常有家族史，尿沉渣镜检可有草酸钙结晶，X 线平片易显影。

尿酸结石：占肾结石的 6%~10%。表面光滑，鹿角形多见，呈棕色且质地坚硬，通常也有家族史，特别是在痛风患者中比例较高。X 线片上模糊不清或不能显影，也就是常说的 X 线阴性结石。

磷酸钙结石：呈白色，表面粗糙。青壮年居多，与尿路感染及梗阻有关，有家族史者则要加倍提防。X 线片可清晰显影（分层现象）。

胱氨酸结石：占肾结石不到 2%。是罕见的家族遗传性疾病导致的，质坚，光滑，呈蜡样，淡黄或黄棕色，且多为圆形。X 线片不显影。尿沉渣内可见结晶。

磷酸铵镁结石：与尿酸结石比例大致相等，呈黄色或灰色，呈鹿角形或树枝状。特点是质地较软，尿沉渣中可见磷酸铵镁结晶。女性为多，尿路感染多见，X 线不显影，也可见分层现象。

黄嘌呤结石：很少见，结石色白或呈黄棕色，质地很脆，不能透过 X 线，一般在酸性尿中形成。

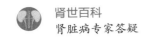

150 肾结石是怎么形成的？

肾结石形成的原因是：尿中晶体物质出现过饱和状态及尿中结晶抑制物减少。

尿中晶体物质排量增加 ①高钙尿：持续高钙尿是肾结石患者最常见的独立危险因素，引起的多为草酸钙结石。②高草酸尿：草酸是除钙以外肾结石的第二重要成分。③高胱氨酸尿：系近端肾小管对胱氨酸、赖氨酸转运障碍所致。④黄嘌呤尿：罕见，因缺乏黄嘌呤氧化酶，次黄嘌呤向黄嘌呤及黄嘌呤向尿酸的转化受阻，导致尿黄嘌呤升高而尿酸减少。⑤尿量：尿量过少则各种晶体物质浓度升高，会促进形成饱和状态。

尿中结晶抑制物减少 ① pH：尿 pH 降低有利于尿酸结石及胱氨酸结石形成，尿 pH 升高有利于磷酸钙结石和磷酸铵镁结石形成，常规的尿液检查可了解尿 pH。②镁离子：镁离子能抑制草酸的吸收，以及抑制草酸和磷酸钙在尿中形成结晶。③柠檬酸：能显著增加草酸钙的溶解度。④枸橼酸：枸橼酸可与钙离子结合而降低尿中钙盐的饱和度，抑制钙盐发生结晶。尿中枸橼酸减少，有利于含钙结石尤其是草酸钙结石的形成。

151 食用菠菜易致肾结石是真的吗？

菠菜有"营养模范生"之称，富含类胡萝卜素、维生素 C、维生素 K 及矿物质（钙质、铁质等）等多种营养素，特别适合孕妇、儿童等人群食用。菠菜也是草酸极高的蔬菜，100 克（g）菠菜含有 600 毫克（mg）草酸，菠菜中的草酸与食物中的钙结合，可形成难以溶于水的草酸钙。过量摄入菠菜可致高草酸尿，尿中的草酸与钙结合，可形成草酸钙，大量的草酸钙晶体在肾内沉积便会形成肾结石（草酸钙结石），这也是为什么常说食用菠菜易致肾结石了。对于草酸钙结石患者限制菠菜摄入非常必要，正常人食用菠菜时注意适量（也可用沸水焯一下除去部分草酸）即可，避免与高钙食物同时食用，期间多饮水等，均可减少结石发生。

152 喝茶会增加肾结石风险吗？

茶是世界上消费最为广泛的饮料之一，在中国已有数千年饮用历史。有研究发现：茶叶含有丰富的茶多酚等成分，可抑制尿石形成；另一方面，茶叶所含的草酸是草酸钙肾结石形成的高危因素，而草酸钙肾结石是占比最高的肾结石类型。根据加工方式不同，我国的茶产品分为 6 种：绿茶、红茶、黄茶、白茶、乌龙茶和黑茶。红茶和黑茶草酸含量高，绿茶最低。茶多酚含量从高到低分别是绿茶、黄茶、黑茶、白茶、乌龙茶、红茶；综上，绿茶的茶多酚含量高，且草酸含量最低，是比较推荐的。与秋茶相比，春季采摘的绿茶草酸含量低、总抗氧化能力高，因此建议选择春季采摘的绿茶。红茶加牛奶后尿草酸排泄不增反减，所以饮用红茶时可适当添加牛奶。每日饮茶 2 杯（按 1 杯为 120 毫升计），持续 10 年，可以降低 20% 的肾结石风险。长期适量饮茶对肾结石形成有预防作用。对于肾结石患者，建议不要饮用浓茶，特别是不要空腹饮用浓茶。

153 碳酸饮料会增加肾结石风险吗？

碳酸饮料是在一定条件下充入二氧化碳的一种含糖饮料，呈现酸性，pH 在 7.0 以下。消费群体主要为青少年和儿童。生活中常见的碳酸饮料为

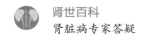
可乐，其中主要物质为磷酸盐和糖类。磷酸盐摄入过多会增加钙排出量，高钙的尿导致含钙结石的风险大大增加。长期饮用碳酸饮料，大量摄入葡萄糖会增加肥胖风险，引起糖尿病。血液中碳酸根离子浓度升高，改变了血液的酸碱平衡，引起血清钙、磷及碱性磷酸酶升高，造成骨质成骨和骨质破坏失衡，骨质中的钙质丢失，骨量缓慢减少，进而增加骨质疏松症的发生率，这也会导致肾结石、肾衰竭及其他肾脏病的患病概率增加。因此，人在饮用大量的可乐等碳酸饮料后体内钙离子浓度、草酸含量上升，尿的酸度也会上升，这为结石的形成创造了有利条件。可见，长期饮用可乐等碳酸饮料是会增加肾结石发生概率的。

154 肾结石有什么症状？

肾结石的症状取决于结石的大小、形状、所在部位和有无感染、梗阻等并发症。具体如下。①无症状：表面光滑的小结石，固定在肾盂、下肾盏内无感染的结石及较大的鹿角结石，未引起肾盏、肾盂梗阻或感染，可无症状。②疼痛：较大的结石在肾盏或肾盂内压迫、摩擦或引起积水，多致患侧腰部胀痛或钝痛。较小的结石在肾盏或输尿管内移动和刺激，引起平滑肌痉挛会出现绞痛，这种疼痛常突然发作，疼痛剧烈，如刀割样，始于背、腰或肋腹部，沿输尿管向下腹部、外阴部、大腿内侧放射，可伴有排尿困难、恶心、呕吐、大汗淋漓等。③血尿：常伴疼痛时出现，是由于结石擦伤肾盂或输尿管黏膜及局部炎症所致，少部分可出现肉眼血尿，大部分人尿液检查在显微镜下可看到红细胞。④感染症状：出现发热、畏寒、寒战、腰痛、尿频、尿急、尿痛、脓尿，通常是结石引起梗阻、肾盂内尿液不能充分排出所致。⑤排石：在疼痛和血尿时，同时从尿中排出小的结石和砂粒，结石经过尿道时有尿流堵塞及尿道内刺痛感。⑥少尿或无尿：双侧肾结石发生急性梗阻；或者一侧肾功能减退，另一侧有功能但肾结石导致梗阻造成少尿或无尿；极少数因为一侧梗阻后，反射性健侧发生尿闭。⑦肾功能不全：一侧肾结石造成梗阻，可引起该侧肾积水和进行性肾功能减退；双侧肾结石或孤立肾结石引起梗阻，可发展为肾功能不全。⑧腰部包块：结石梗阻引起严重肾积水时，可在腰部或上腹部触到肿大的包块。

155 服用维生素 C 会增加肾结石风险吗？

常听说：服用维生素 C 会增加肾结石风险，肾结石患者应尽量避免使用维生素 C。这是真的吗？维生素 C 与肾结石的关系主要是与草酸钙结石的关系。草酸是人类代谢的终产物，不再分解。尿中草酸来源主要有两个途径：内源性草酸占 85%~90%，其中 20%~40% 来自维生素 C；外源性草酸（肠道吸收）占尿草酸的 10%~15%。大剂量维生素 C 可使机体草酸产生增多，导致大量活性氧生成，引起肾组织的过氧化损伤，促进草酸钙结石的形成。另一方面，维生素 C 有强还原性，可以清除活性氧，小剂量的维生素 C 有预防结石的作用。维生素 C 与结石的关系与剂量有关，多项研究结果提示：每天摄入少于 1g 的维生素 C 是安全的，少部分患者每天使用 4g 的维生素 C 亦未增加肾结石风险。

156 中医药治疗肾结石可靠吗？

肾结石属于祖国医学淋症之"石淋"范畴，中医在肾结石用药及疗法方面积累了大量且丰富的临床经验。中医认为，肾结石的病因病机多因肾

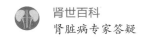
气不足，水液气化不利而致结石固结；或忧思内结、气郁湿阻、郁而化热，燔灼尿液成石；或嗜食肥甘厚味，湿热内生，或外感湿热之邪，移行下焦，蕴结肾与膀胱，尿液煎熬日久为石。肾虚为本，湿热、气滞血瘀为标。中医辨证分为湿热蕴结型、气滞血瘀型、脾肾亏虚型、肝肾阴虚型。有学者总结肾结石中药汤剂内治法主要有：利湿通淋排石法、活血化瘀排石法、益气温肾排石法、补肾清热排石法。中医外治法如下。①针灸排石法：可通达气机，通利水道，利于结石冲刷而出；②耳穴疗法：能缓解肾结石患者的疼痛症状，通过刺激耳穴畅通气血、调和脏腑、平衡阴阳，以达到内外兼治、标本并顾的整体效果。综上，中医治疗肾结石如果遵从辨证论治，采用内服汤剂与针灸、耳穴外治，通达气机，调和脏腑，内外兼顾，可达到标本兼治的效果。对于结石直径＜1厘米（cm）（尤其是＜0.6cm）、表面光滑、结石下段尿路无梗阻、无明显感染、无肾功能损害的患者，中医药治疗能避免排石手术对肾脏的损伤，有利于促进肾积水的吸收。对于结石直径大于1cm的较大结石，宜先进行体外冲击波碎石，或外科取石术后，酌情联合中医药治疗。

157 吃得越好越容易得肾结石吗？

结石的形成与营养、饮食结构有一定的关系。高蛋白、高糖、高脂肪饮食会增加肾结石的风险。高脂肪饮食（如肥肉，蛋黄）增加了体内脂肪，脂肪分解为脂肪酸后会与钙形成难溶性钙皂，使肠道中可以被结合的钙减少，而这会促进肠黏膜对草酸的吸收增加，进一步导致血液和尿液中的草酸增加，从而加大了形成草酸钙结合的概率。糖类中的乳糖增加，会促进肾脏对草酸钙的吸收，从而引起肾结石。多项研究证实，高蛋白饮食会促进肾结石形成。高蛋白饮食促进尿石形成的原因是多方面的：①促进高钙尿和高草酸尿的形成；②改变尿液的酸环境，引起短时性代谢性酸中毒，降低尿中柠檬酸盐的排泄，促进草酸钙的结晶；③促进嘌呤转化为尿酸，并促进尿酸的排泄和结晶。总之，保持谷物、肉蛋、海产品、蔬菜、水果均衡摄入，避免大吃大喝，是预防肾结石的健康饮食方式。

158 高尿酸血症与肾结石的关系如何？

尿酸是嘌呤代谢的产物，尿酸排泄不足或尿酸生成过多，导致尿酸在血液中聚集，男性血尿酸＞ 420 微摩尔 / 升（μmol/L）、女性血尿酸＞360μmol/L 即为高尿酸血症。越来越多的研究发现，在高尿酸血症的发病机制中，尿酸排泄不足起着核心作用，仅有少数患者主要是尿酸生成过多所致。人体内尿酸主要通过肾脏和肠道排泄，其中 1/3 由肠道排泄，肾脏排泄约为 2/3。肾脏排泄尿酸，尿酸在肾实质或尿路中析出结晶，结晶沉淀即形成尿酸结石。低尿 pH(尿液 pH ＜ 5.5)、低尿量、高尿酸尿症〔24h 尿尿酸水平＞ 800mg（4.8mg/d，男性）或＞ 750mg（4.5mg/d，女性）〕是尿酸肾结石形成的决定性因素。高尿酸血症患者可因以下原因易发生肾结石：①尿 pH 明显降低；②尿酸排泄过多或尿酸生成过多，致高尿酸尿；③尿量减少时，尿液浓缩，尿酸晶体析出形成尿酸性结石。

159 肾结石会导致肾功能衰竭吗？

肾结石对肾功能的影响可以从三方面看。①位置：肾结石根据结石在肾脏的位置大致分为肾实质、肾盏、肾盂（包括肾与输尿管连接处）结石。

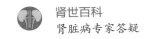

肾实质内的小结石对肾功能影响小，但随着结石长大，会压迫周围的肾脏组织，导致组织萎缩；结石的存在滋生细菌，引起机体感染；肾盏结石移动过程中堵在了肾盏开口处，可引起肾盏内压力升高，肾盏扩张、积水；肾盂结石，尤其是肾盂 – 输尿管交界处结石，可引起急性梗阻，如梗阻未被及时解除，可致长期的肾积水，造成肾实质缺氧、坏死，肾脏血流减少，肾小球滤过率下降，肾小管重吸收功能减弱，最终致肾功能受损。②大小：小结石（＜0.6cm）自行排出的可能性大，短期内对肾功能的影响小。但较大的结石（0.6~2.0cm）发生移位，堵塞肾盏、肾盂开口处可引起梗阻，长期的梗阻可致肾功能衰竭。③肾脏代偿能力：人体有左右两侧肾脏，如果单侧的结石引起肾功能减退，对侧肾功能完好，总体的肾功能可正常。但对于孤立肾或双侧肾结石患者，当一侧肾结石影响肾功能时，对侧不能很好地代偿，就会表现为肾功能衰竭。

160 怎么诊断肾结石？

通过典型的表现并借助影像学等筛查手段，肾结石不难被发现。常见的临床表现如下。①疼痛：常表现为腰部、腹部的疼痛，很多肾结石患者发现结石就是因为终生难忘的肾绞痛。肾绞痛常突然发作，疼痛剧烈，可表现为面色苍白、大汗淋漓、血压下降、恶心、呕吐。②血尿：可表现为疼痛伴有血尿或者无痛性血尿。筛查手段主要有泌尿系 B 超、泌尿系 X 线平片、静脉尿路造影、逆行肾盂造影、泌尿系 CT、放射性核素扫描及肾图。大众熟悉也是应用最广的筛查检查为 B 超、X 线平片和 CT。B 超检查由于简便、无创、经济、可重复，是尿路结石筛查的主要方法。泌尿系 X 线平片可发现 90% 左右的阳性结石，有助于鉴别阴性、阳性结石和治疗后随访。螺旋 CT 安全、快捷，能确定结石，大小及密度，可作为急性肾绞痛患者的标准诊断方法。放射性核素扫描及肾图因需放射性检查及检查费用贵，其使用受到了限制。

161 泌尿系结石的外科治疗方法有哪些？

结石的性质、大小、形态、部位不同，加之个体差异，因此在治疗方法的选择上也不同。对于经去除病因及药物治疗等内科保守治疗不能排出的结石，以及对身体影响大的结石，往往需外科干预。常用的外科治疗方法如下。

无创方法 体外冲击波碎石：适用于直径 ≤ 2cm 的肾结石及输尿管上段结石。通过 X 线或超声对结石进行定位，利用高能冲击波聚焦后作用于结石，使结石裂解，直至粉碎成细砂，随尿液排出体外。

微创方法

经皮肾镜碎石取石术： 在超声或 X 线定位下，经腰背部细针穿刺直达肾盏或肾盂，建立皮肤至肾内的通道，在肾镜下取石或碎石。较小的结石通过肾镜用抓石钳取出，较大的结石将结石粉碎后用水冲出。碎石选用超声、激光或气压弹道等方法，取石后多需放置双 "J" 管或肾造瘘管。适用于所有需手术干预的肾结石，比如完全性或不完全性鹿角结石，＞ 2cm 的肾结石，有症状的肾盏或憩室内结石，体外冲击波难以粉碎的结石，以及部分第 4 腰椎以上较大的输尿管上段结石。

输尿管镜碎石取石术： 主要用于输尿管中、下段结石。经尿道置入输尿管镜，在膀胱内找到输尿管口，在安全导丝引导下进入输尿管，用套石篮、取石钳将结石取出。若结石较大，可采用超声、激光或气压弹道等方法碎石。

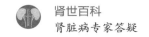
输尿管软镜：采用逆行途径，向输尿管置入安全导丝后，在安全导丝引导下放置软镜镜鞘，直视下置入输尿管软镜，随导丝进入肾盂或肾盏并找到结石。使用 200 微米（μm）光纤导入钬激光，将结石粉碎成易排出的细小碎石，较大结石可用套石篮取出。主要用于＜2cm 肾盂、肾盏结石及输尿管上段结石的治疗。

腹腔镜输尿管切开取石：适用于＞2cm 的输尿管结石，或经体外冲击波碎石、输尿管镜手术治疗失败者。

有创方法　行开放手术，包括肾盂切开取石术，肾实质切开取石术，肾部分切除及肾切除术、输尿管切开取石术等术式，随着体外冲击波碎石和内镜技术的普及开展，目前已较少使用。

162　怎样预防肾结石？

多喝水　预防结石最重要的是多饮水。多饮水可以增加尿量，稀释尿中形成结石的物质浓度，减少尿内晶体沉积，同时有利于结石排出。一般成人保持 24 小时尿量 2000 毫升以上，除日间饮食外，夜间加饮水 1 次，保持夜间尿液呈稀释状态，是所有类型结石患者很重要的一项预防措施。

控制钙的摄入量　结石大部分是由钙或含钙物质形成的，所以应控制每天高钙食物（比如牛奶、奶油及其他奶制品）的摄取量。

少吃富含草酸盐的食物　食物中草酸盐摄入量过多，尿液中草酸钙又处于过饱和状态，多余的草酸钙晶体就可能从尿中析出而形成结石，因此，应限量摄取富含草酸盐的食物，如菠菜、豆类、花生、芦笋等。

少吃肉类及动物内脏　肉类代谢产生尿酸，动物内脏是高嘌呤食物，分解代谢会产生高血尿酸，而尿酸是形成结石的成分。

限制盐和蛋白质摄入　过咸饮食会加重肾脏负担，盐和钙在体内具有协同作用，可干扰预防及治疗肾结石药物的代谢过程。高蛋白质饮食容易使尿液里出现尿酸、钙及磷，可增加肾结石的发病率。

多运动　运动帮助钙质流向骨骼，否则容易使钙质沉积在血液中，不易通过尿液排出，从而形成结石。

补充营养素

氧化镁或氯化镁：每天 500mg，减少钙的吸收。

维生素 B_6：10mg 每天 2 次，与镁并用时，维生素 B_6 能减少尿液中的草酸盐。

蛋白质分解酵素：两餐之间使用，帮助消化。

维生素 A 乳剂或胶囊：维生素 A 是维持尿道内膜健康所必需的物质，有助于避免结石复发。

限制维生素 C 的摄入　如果为易形成草酸钙结石者，应限制维生素 C 的摄取量。

限制维生素 D 的摄入　过量的维生素 D 可能导致身体钙的堆积，建议维生素 D 每天的摄取量不超过 400IU（国际单位）。

第 8 章
肾脏病的并发症

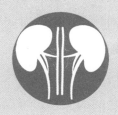

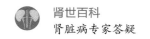
163 高血压与肾脏病有关？

高血压和肾脏病是一对难兄难弟。肾脏病能够引起血压增高，因为肾脏病在很多情况下会造成水钠潴留，肾功能障碍以后排水功能受到影响，导致血压高。很多肾脏病同时伴有较高的交感兴奋性，也容易引起血压的增高，所以很多肾脏病到后期的患者血压都非常高，呈难以控制的高血压状态。

高血压本身也会加重肾损害。高血压会引起肾小球的硬化，引起蛋白尿，造成肾功能的下降。特别是在高血压时间很长、血压又比较高或是一些恶性高血压的状态下，出现肾损害的患者所占比例相当高。所以肾脏病与高血压的关系就是，肾脏病能够引起高血压，高血压也会引起和加重肾脏的损害。高血压和肾脏病之间的关系，可以用"互为因果，互相加重，恶性循环"来形容。对于高血压病的病友而言，要积极控制血压，以防出现高血压肾病；对于肾性高血压的病友，需要严格控制血压水平，以延缓肾脏病的发展进程。

164 肾脏病患者吃降压药要随季节调整吗？

许多肾病病友都会有高血压的困扰。一般而言，天气寒冷的时候血压会相对升高。血压是由外周的血管阻力、心脏的泵血功能及血容量等因素影响调节的。自然界有"热胀冷缩"的现象，人体的血管也一样。天气寒冷的时候血管会相对收缩，出汗比较少，血容量相对多一些；夏天人体出汗相对较多，血容量相对减少，外周血管相对舒张，血压可能相对下降。而心脏的泵血功能随季节的变更变化并不明显。综合来看，冬天的时候血容量相对增多，外周血管相对收缩，阻力增加了，所以相对而言，冬天血压偏高。这就提示病友们，冬天需要格外注意血压变化，及时调整降压药物，避免因血压过高导致肾功能受损加速进展，甚至出现脑卒中等更严重的后果。

165 肾脏病会导致贫血吗？

答案是肯定的。肾脏病患者一旦出现乏力困倦、体力下降、头晕眼花、脸色苍白、心慌气短，就很有可能与肾性贫血有关。肾性贫血是指各种慢性肾脏病引起的红细胞数减少、血红蛋白(Hb)低于正常值[成年女性＜ 120 克 / 升（g/L），成年男性＜ 130 g/L]的症状。

那么，导致肾性贫血的原因有哪些呢？第一，肾实质损伤引起肾脏分泌的促红细胞生成素（EPO）减少及活性降低，导致红细胞生成减少，引起贫血，这是肾性贫血最主要的原因。第二，慢性肾脏病患者由于饮食控制、食欲下降、胃肠道水肿、尿毒症毒素引起分解代谢增加等导致营养不良，主要包括蛋白质、铁、叶酸、维生素 B_{12} 缺乏，引起贫血。第三，肾损伤引起体内毒素排泄障碍，导致体内毒素蓄积增多，尿毒症毒素可抑制骨髓造血功能，同时尿毒症毒素可造成红细胞破坏增加、红细胞寿命缩短及血小板功能障碍，引起贫血。第四，慢性肾脏病患者一般存在慢性炎症状态，以及免疫力下降导致反复感染等，炎症因子通过减少 EPO 生成及活性、升高铁调素（铁调素可降低机体的铁水平）、引起营养不良等抑制红细胞生成，加重贫血。第五，随着慢性肾脏病的进展，可出现钙磷代谢紊乱、继发性甲状旁腺功能亢进，甲状旁腺素可增加红细胞的脆性、缩短红细胞寿命；后期肾性骨病，骨髓纤维化，抑制骨髓造血功能，红细胞

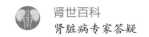

生成减少，造成贫血。第六，慢性肾脏病患者长期抽血检查、血液透析患者透析过程中管路残留血液，以及消化道慢性失血等，均可加重贫血。第七，对于特殊类型中肾移植术后肾脏病患者，除了上述原因外，还应考虑移植后体内排斥反应，急、慢性感染及免疫抑制药物等因素，这些均可引起贫血加重。

166 肾脏病患者血红蛋白越高越好吗？

并不是。肾性贫血治疗的血红蛋白（Hb）靶目标为 ≥ 110 g/L，但不超过 130 g/L。大量研究证明，不管是血红蛋白下降还是上升（> 130 g/L），均可增加心血管事件及死亡风险，尤其是本身合并有心血管疾病或糖尿病的患者。因此，在治疗肾性贫血过程中，应定期复查血常规，在达到或接近血红蛋白靶目标时，应在医生指导下酌情减少纠正贫血药物的剂量，同时应注意排除血液浓缩引起的假性血红蛋白增高。

167 吃"血"补"血"吗？

吃的"血"是指动物血，适量食用动物血可补血。肾性贫血除了与促红细胞生成素生成减少有关外，另一个主要原因是铁的缺乏和利用障碍，所以肾性贫血患者补铁就尤为重要。中国营养学会推荐：成年男性铁摄入量为每天 12 毫克（mg），女性为每天 20mg，最高耐受量为每天 42mg，肾性贫血患者需要量增加。我们通过饮食摄入的铁有两种来源：一种来源是血红素铁，主要来自动物性食品，包括肉、鱼和禽类，吸收率在 40% 左右；另外一种来源是非血红素铁，主要为植物性食物，如谷类、蔬菜、水果、豆类，还包括蛋类和奶类，吸收率只有 3% 左右。猪血、鸭血、鸡血等动物血所含的铁是血红素铁，其中，鸭血补铁效果最好，鸭血铁含量最高，每 100 克（g）含铁量高达 30.5mg，男性吃 40g、女性吃 60g 就能达到推荐摄入量。鸡血的铁含量也很高，每 100g 含铁量为 25mg；猪血相对较少，每 100g 含铁量为 8.7mg。除了富含铁，动物血还富含优质蛋白，并且低脂、低热量，容易消化吸收，比常规肉类、动物肝脏的脂肪含量低。新鲜的、没有经过任何加工的动物血补血效果更好。需要提醒的是，动物血如果食用频率太高、摄入量太大，可能会导致慢性铁中毒，损伤肝脏甚至促进肿瘤发生。建议肾性贫血患者在铁缺乏的情况下，每周吃 2~3 次动物血，每次 25g 左右。除了动物血，瘦肉、黑木耳、黑芝麻等含铁也较丰富。但需要注意的是，含鞣酸较高的食物如茶、咖啡等会影响铁的吸收，补铁期间应避免食用。

168 重组人促红细胞生成素和罗沙司他都能改善肾性贫血，该怎么选择？

重组人促红细胞生成素是治疗肾性贫血的老牌药物，它通过补充肾功能不全患者的促红细胞生成素（绝对或相对不足）以达到治疗效果，临床上一般是采用皮下注射的方式，每周 2~3 次。新型的口服改善肾性贫血的药物——罗沙司他——通过促进内源性促红细胞生成素的生成及受体表达，达到促进红细胞生成的目的。

这两类改善贫血药物相比较，口服药物较传统的促红细胞生成素使用更方便，同时减少了患者的痛苦，依从性更好。罗沙司他对于存在炎症状态且对促红素反应低下的患者效果更好，并且不增加心血管事件的风险；

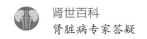

但同样禁用于妊娠期及哺乳期妇女。

169 慢性肾脏病患者多久检测一次血红蛋白？

一般对于慢性肾脏病 3~5 期的患者，血红蛋白应每年至少检测 1~2 次，合并贫血时或进入血液透析，或者腹膜透析后应至少每 3 个月检测 1 次。在使用抗贫血药物治疗时，初始治疗阶段至少每月 1 次，维持治疗阶段至少每 3 个月 1 次，其中透析患者药物维持治疗时至少每月 1 次。

170 为什么肾脏病患者的高血压难控制？

肾脏病患者往往存在高血压，肾性高血压主要与血容量增加及肾素 - 血管紧张素 - 醛固酮系统激活、血管收缩有关。因此，肾损害持续存在，肾脏对水钠的调节功能差，水钠潴留及持续的肾素 - 血管紧张素 - 醛固酮系统激活及交感神经系统兴奋，使得高血压难控制。长期高血压引起血管壁增厚、血管硬化、舒张功能减弱，使得血管顺应性下降或对药物反应性差。随着肾功能的进展，分泌肾素及各种降压物质的能力也随之减低。当肾血管狭窄到一定程度后，药物治疗几乎无效；手术或介入治疗虽能改变局部血管血流，但很难改变庞大肾血管系统的阻力和功能。

171 不同类型及阶段的肾脏病患者，血压控制目标一致吗？

不一致。总体来说，中国指南建议：慢性肾脏病患者的血压控制目标

为 < 140/90 毫米汞柱（mmHg），并发蛋白尿（24 小时尿蛋白 > 150mg）时血压应控制在 ≤ 130/80 mmHg，在可耐受的情况下，血压仍可适当下降。

糖尿病患者：建议合并糖尿病的慢性肾脏病患者的血压控制在 < 140/90 mmHg，如耐受，血压目标可以再适当降低为 < 130/80 mmHg。24 小时尿蛋白 ≥ 300 mg 时血压控制在 ≤ 130/80 mmHg。

老年患者：建议 60~79 岁的慢性肾脏病患者的血压目标值为 < 150/90 mmHg；如耐受，血压目标可设定为 < 140/90 mmHg；≥ 80 岁的慢性肾脏病患者的血压目标值为 < 150/90 mmHg，如耐受，可降至更低，但应避免血压 < 130/60 mmHg。

儿童患者：间隔 2~4 周，在不同时间 3 次以上测量收缩压和（或）舒张压大于等于同年龄、性别及身高儿童血压的第 95 百分位数（P_{95}），即可诊断为儿童高血压。在无其他疾病情况下，患儿血压应控制在同性别、年龄、身高儿童血压的 P_{95} 以下；在患儿合并有心血管损害、糖尿病及终末器官损害的高危因素时，血压应控制在小于 P_{90}。慢性肾脏病患儿，尤其是存在蛋白尿者，建议血压控制在 P_{50} 以下。

血液透析患者：目前缺少高质量的循证医学证据制定血透患者的血压目标值。结合我国的实际情况，建议透析前收缩压 < 160 mmHg（含药物治疗状态下）。

腹膜透析患者：建议腹膜透析患者将血压控制在 140/90 mmHg 以下，年龄 ≥ 60 岁的患者血压控制目标可放宽至 150/90 mmHg 以下。

肾移植受者：改善全球肾脏疾病预后组织（KDIGO）发布的 KDIGO 指南建议肾移植受者将血压控制在 ≤ 130/80 mmHg。

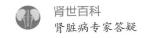
172 **肾性高血压患者在生活中应该注意哪些问题？**

首先需要控制盐的摄入，建议低盐饮食，非透析患者每天钠盐的摄入量为5~6g，透析患者钠盐摄入量每天不要超过5g。其次要控制体重，避免体重过低和肥胖。第三应适当运动：推荐非透析慢性肾脏病患者在心血管状况和整体可以耐受的情况下，每周运动5次，每次至少30分钟；血液透析和腹膜透析患者在透析间期可进行能耐受的运动。最后需注意饮食多样：根据蛋白尿、肾功能、血钾、钙磷代谢等情况具体调整饮食结构，适当摄入蔬菜、水果，减少饱和脂肪及总脂肪的摄入。此外，应限制饮酒量或者不饮酒，戒烟，调整心理状态及改善睡眠。

173 **慢性肾衰竭患者为什么会出现低钙血症？**

肾衰竭出现低钙与肾脏本身的生理功能减退有密切关系。维生素D需要在肾脏转化为活性维生素D，从而促进钙的吸收。肾衰竭时维生素D分泌不足，导致胃肠道对钙的吸收减少，从而出现低钙血症；同时肾脏功能减退使机体代谢的磷排出量减少，容易出现高磷血症，而机体的代偿机制会在高磷的情况下减少钙的吸收，以刺激甲状旁腺分泌亢进，加快磷的排泄，进一步导致继发性甲状旁腺功能亢进，这也是造成低钙的原因之一。除此之外，患者食欲减退、恶心、呕吐，机体对钙剂的摄入不足同样是慢性肾衰竭患者低钙的原因。

174 慢性肾衰竭患者低钙时如何治疗？

低钙程度由轻到重可表现为无明显症状到唇、鼻、四肢麻木或刺痛、手足搐搦、抽搐、低血压等，严重时甚至可危及生命。因此，低钙血症的治疗取决于严重程度。一般慢性低钙血症的治疗是口服钙剂和维生素 D 补充剂，症状明显的急性低钙血症首选静脉用葡萄糖酸钙。

175 肾脏病患者该怎么选择补钙药物？

慢性肾功能不全患者常并发低钙，需要补钙。市面上补钙药物种类繁多，肾病病友们具体该怎么选择呢？

市面上钙片种类剂型很多，常见的有碳酸钙、醋酸钙、柠檬酸钙、乳酸钙、葡萄糖酸钙等。不同类型钙剂的钙含量不同，其中如碳酸钙的含钙量为 40%、醋酸钙为 22.2%、柠檬酸钙为 21.1%、乳酸钙为 13%、葡萄糖酸钙为 9%。因此在选择钙片时首先看钙含量，通常药物注明的含量是元素钙的含量，例如维生素 D 钙咀嚼片，每片碳酸钙含量是 750mg，元素钙含量是 40%，所以每片含钙是 300mg。不同钙剂的吸收率也有差异。肾脏病患者常选用碳酸钙或醋酸钙等。还需要注意的是，维生素 D 是影响钙吸收最主要的因素，慢性肾脏病患者在补钙的同时通常需要补充活性维生素 D，常用的是骨化三醇和阿法骨化醇。部分钙剂为复方制剂，如碳酸钙 D_3 片，每片含碳酸钙 1.5g（相当于钙 600mg）、维生素 D_3 125IU（国际单位）。

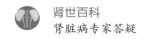

176 慢性肾衰竭患者为什么会出现高磷血症？

成人体内含有磷 400~800g，其中 85% 存在于骨骼和牙齿中，仅 1% 存在于细胞外液，且部分与蛋白结合，其余分布于肌肉组织、皮肤、神经组织及脏器。经饮食摄入的磷有 20%~30% 通过胃肠道排泄，70%~80% 从肾脏排泄。随着肾功能的下降，特别是进入终末期肾衰竭后，高磷血症就会成为越来越突出的问题。慢性肾衰竭患者出现高磷血症的原因主要有以下几点。①磷主要从肾脏排泄，因此残余肾功能的下降是导致高血磷的最根本因素；而高磷又促使骨吸收增加（骨吸收是指骨组织的体积和密度逐渐下降），磷进一步从骨骼释放到细胞外液。②磷的摄入量大：透析患者需要保证一定的蛋白质摄入量（平均每克蛋白质含磷 12~16mg），如果一天摄入的蛋白质量为每千克体重 1.0~1.2g，磷的摄入量即为每天 800~1400mg。③部分患者存在继发性甲状旁腺功能亢进，其应降低肾小管对磷的重吸收，增加尿磷排泄以维持血磷水平；但当肾功能严重下降时，甲状旁腺激素的这种作用亦下降，这时的肾脏不能对持续增高的甲状旁腺激素做出反应以增加磷的排泄。④应用活性维生素 D：活性维生素 D 可使肠道对磷的吸收增加，使磷与其结合剂的亲和力下降 30%~40%。⑤透析清除有限：常规血液透析每次清除的磷大约为 800mg，腹膜透析每天清除磷为 300~315mg。

177 高磷有怎样的危害？

慢性肾脏病患者尤其是尿毒症患者中，有相当多一部分人会出现高磷血症。那么，高磷血症到底有哪些危害呢？高磷血症是个沉默的杀手，慢性肾脏病患者一定不能忽视它。

对于非透析的慢性肾脏病患者，高磷血症是加速肾功能恶化的帮凶。高磷血症会导致患者继发性甲状旁腺功能亢进，引起皮肤瘙痒、骨质疏松、骨痛、软组织或骨关节钙化，严重者甚至打个喷嚏都可能会发生自发性骨折。更为严重的是，持续高磷血症会导致心血管钙化，造成冠心病、心肌梗死等心血管疾病的发生，增加尿毒症患者死亡风险。我们常常用"玻璃骨、石头心"来形容高磷血症带来的危害。因此，控制高磷血症十分重要。

178 慢性肾衰竭患者该如何治疗高磷血症？

慢性肾衰竭患者高磷血症的治疗主要有以下几点。①限制磷的摄入：慢性肾脏病 3~4 期的患者血磷＞ 1.48 毫摩尔 / 升（mmol/L）时，以及 5 期的患者血磷＞ 1.77mmol/L 时，每日磷的摄入量应控制在 800~1000mg。②使用磷结合剂：如果通过饮食中磷的限制不能将血磷控制在目标值，则应使用磷结合剂。常用含钙的磷结合剂有碳酸钙（含钙 40%），但对高血钙或合并严重血管钙化，或者其他软组织钙化的患者，最好不要使用含钙的磷结合剂；司维拉姆（商品名：诺维乐）是不含钙、铝的新型磷结合剂，它不经肠道吸收，经过离子交换和氢化作用结合肠道的磷，该药推荐的起始剂量为每次 0.8g 或 1.6g，每日 3 次，随餐服药；碳酸镧与食物中的磷酸盐结合形成不溶性的磷酸镧复合物，以抑制磷酸盐的吸收，从而降低体内血清磷酸盐和磷酸钙的水平，该药应咀嚼后咽下，不可整片吞服。近几年，新型含铁磷结合剂羟基氧化蔗糖铁、柠檬酸铁相继上市，二者均是新型的铁基磷结合剂，通过与来自食物的磷酸盐结合并抑制胃肠道的磷酸盐吸收，以达到降低血磷的效果；此外，考来替兰是一种不被人体吸收的阴离子交换树脂，有明显降磷效果，最常见的不良反应是胃肠道症状，包括便秘等。

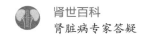
③充分透析：通过调整透析频率和时间，可以增加对磷的清除。

179 什么是药物性甲状旁腺切除？

继发性甲状旁腺功能亢进是慢性肾功能不全患者的常见并发症之一，严重影响患者预后及生活质量。有一种药物——西那卡塞，可以直接抑制甲状旁腺激素的分泌和甲状旁腺细胞的增殖，使增生的甲状旁腺体积缩小，减少患者对甲状旁腺切除的需求，显著降低了甲状旁腺切除术比例，因此被誉为"药物性甲状旁腺切除"。对于血钙和磷都在正常上限的慢性肾功能不全患者，推荐用西那卡塞，因为它既能降低血钙又能降低血磷，而且可以缓解因高血钙导致的血管钙化，有利于含钙磷结合剂药物的使用。使用西那卡塞的过程中应注意监测血钙，因为使用者可能出现低钙血症。部分患者服用后会有胃肠道反应，可以尝试随餐服用，或者吃完饭马上服用，或在医生的建议下服用胃药。原来只有进口的西那卡塞（商品名：盖平），价格偏高；目前国产西那卡塞（商品名：嘉格平）为病友提供了更多选择。

180 继发性甲状旁腺功能亢进患者在什么情况下应做甲状旁腺切除术？

对于使用药物控制效果欠佳的继发性甲状旁腺功能亢进的患者，还有其他办法吗？答案是肯定的。对于中晚期慢性肾脏病药物治疗无效的严重继发性甲状旁腺功能亢进患者。建议行甲状旁腺切除术。具体是在出现下列情况时，建议行甲状旁腺切除术：①甲状旁腺激素持续＞800皮克/毫升（pg/mL）或纳克/升（ng/L）；②药物治疗无效的持续性高钙和（或）

高磷血症；③具备至少一枚甲状旁腺增大的影像学证据，如高频彩色超声
显示甲状旁腺增大，直径＞1厘米（cm）且有丰富的血流；④既往对活性
维生素 D 及其类似物药物治疗抵抗。

181 甲状旁腺切除术的禁忌证有哪些？

对于部分存在手术禁忌证的患者，不宜行甲状旁腺切除术，具体如下：
①严重骨骼畸形无法显露颈部术区者；②合并严重心、肺、脑功能障碍
或肿瘤等全身性疾病不能耐受麻醉者；③严重凝血功能障碍；④未能控
制的严重高血压；⑤各类感染急性期患者。甲状旁腺切除术的手术方式
主要有三种：甲状旁腺全切除＋自体移植术、甲状旁腺次全切除术和甲
状旁腺全切除术。

182 行甲状旁腺切除术后需要注意些什么？

行甲状旁腺切除术后，因骨骼快速摄钙常引起"骨饥饿综合征"，尤
其易出现低钙血症。部分患者无明显症状，也可表现为乏力、精神萎靡及
纳差，口唇周围、手足麻木感，严重者手足抽搐、病理性骨折、喉肌痉挛、
心力衰竭及呼吸、心搏骤停等。术后 24 小时内是最易出现低钙危象的时期，
因此，会常规多次抽血复查甲状旁腺激素、血钙、血磷、血碱性磷酸酶等
指标。应遵医嘱及时补充钙剂、活性维生素 D_3 及其类似物，防止低钙血
症引起不良事件。

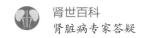
183 慢性肾脏病患者低磷饮食应该怎么吃？

慢性肾脏病患者在出现肾功能不全时常伴发高磷血症，因此应注意限制磷的摄入。日常生活中，我们常说的垃圾食品中含磷量都很高，包括加工肉类如香肠、腊肉、熏肉、午餐肉、热狗等，以及含有食品添加剂的各种熟食、果汁、碳酸饮料，调料如酱油等。其他常见高磷食物包括一些水果及坚果，如火龙果、榴莲、花生、核桃等，还有菌类如香菇、口蘑、蘑菇，以及奶类和奶制品如奶油、干酪等。应注意避免摄入高磷食物，推荐每日饮食中磷摄入量为 800~1000mg。在日常生活中，水煮可以减少食物中含磷量，可将肉类和蔬菜水煮后再进行烹饪。烹饪时，减少食用调味品，比如生抽、老抽、蚝油等。但过度限磷又会导致营养不良并增加死亡率，因此蛋白摄入和磷的摄入之间必须达到平衡。

第 9 章
肾脏病常用药物及注意事项

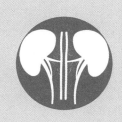

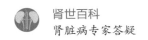
184 慢性肾脏病一定需要激素治疗吗？

激素是指泼尼松、甲泼尼龙、可的松、地塞米松等糖皮质激素药物，这类药物可以通过调节炎症反应和免疫抑制作用，从而降低尿蛋白，是肾脏病治疗中的常用药物。但同时，激素的使用伴随着副作用，比如可以引起满月脸、向心性肥胖，并增加感染、高脂血症、高血糖、骨质疏松症、青光眼和白内障等风险。正因为副作用，所以很多慢性肾脏病患者避讳使用激素。

当然并不是所有的肾脏病都需要使用激素治疗，比如，膜性肾病低风险患者，估算的肾小球滤过率正常，24小时尿蛋白定量小于3.5克（g）或者血清白蛋白大于30克/升（g/L），可以选择普利/沙坦类药物及对症治疗。IgA肾病中，除非是出现大量蛋白尿、新月体的患者，如果只是轻中度蛋白尿，建议首选采取常规治疗；如果经过充分优化的常规治疗方案治疗3个月后，24小时尿蛋白仍高于1g，再考虑激素等治疗。部分局灶节段性肾小球硬化患者，没有大量蛋白尿，也没有太多的活动性病变，也可以不用激素治疗。所以肾脏病是否需要激素治疗，应由肾脏专科医生根据临床表现、生化检查及肾脏病理来确定。使用激素需要谨慎，掌握好适应证，避免出现使用激素弊大于利的情况。

185 激素的副作用可以规避吗？

激素有很强的抗炎和免疫抑制的作用，这种作用有利于帮助消除蛋白尿；同时激素还能影响血管的通透性，减少促炎细胞因子的形成。激素在肾脏病治疗中起着举足轻重的作用，可以迅速控制病情的进展。首先我们应该了解，激素的副作用与使用的剂量和时间密切相关，长期、大剂量地使用激素，不良反应发生的概率会大大增加。不过使用激素的时间和剂量都是医生根据患者病情来决定的，患者正确配合医生治疗会最大限度地减少副作用，少走冤枉路、少花冤枉钱。一旦应用激素，患者就要高度注意，避免会增加激素不良反应的行为。如：长期不复诊及监测相关并发症；随意更改激素用量及疗程，甚至自行停药；当发现正规使用激素无效时盲目增加用量或延长治疗时间等。因此，必须在肾脏专科医生规范指导下使用激素，以最大限度避免其相关的不可逆性并发症的发生。

186 在肾脏病治疗中使用糖皮质激素时有哪些注意事项？

糖皮质激素在治疗肾脏病中发挥着重要作用，但其有一定的副作用，在使用过程中需要严格遵医嘱，遵守剂量及疗程。一般使用时应从足剂量开始使用，推荐每天 1 次清晨顿服，餐后服用以减少对胃黏膜的刺激；维持时间要长，减量要缓，不能自行随意减量或停用；使用过程中密切监测相关不良反应，如监测血压、血糖、体重等；为预防骨质疏松，通常需常规补充钙剂；注意预防感染，尽量避免到人多的公共场所或与呼吸道感染者密切接触，佩戴口罩，对于出现的感染应及时治疗；少数应用糖皮质激素的患者可出现消化道溃疡甚至出血，因此平常应注意大便颜色，有无变黑或鲜红色便；若出现视物模糊、视力下降时要及时去眼科就诊，考虑与糖皮质激素使用相关时，需及时调整用药。

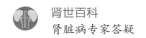
187 什么是免疫抑制剂？肾脏病为什么要使用免疫抑制剂？

免疫系统维持着人体正常的免疫反应，正常情况下对预防各种致病微生物等的入侵、维护健康起着重要作用。人体免疫力过强时，就会因为反应过度出现各种异常症状，严重者甚至会对自身的组织细胞产生反应，患上自身免疫性疾病。免疫抑制是指对免疫应答的抑制作用。免疫抑制剂是对机体的免疫反应具有抑制作用的药物，能抑制与免疫反应有关细胞（T细胞和B细胞等淋巴细胞）的增殖和功能，能降低机体免疫反应。免疫异常是肾小球疾病发病的重要机制之一，因此，免疫抑制剂在治疗肾小球疾病中占有举足轻重的地位。免疫抑制剂主要通过抑制机体的免疫应答和免疫病理反应，以达到治疗免疫性疾病及对抗器官移植排斥等目的。

188 常见的免疫抑制剂有哪些？

目前常用的免疫抑制剂主要包括以下几类：①糖皮质激素，如泼尼松、甲泼尼龙等；②烷化剂，如环磷酰胺、苯丁酸氮芥；③抗代谢药物，如能抑制嘌呤合成的硫唑嘌呤和咪唑立宾，DNA合成抑制剂氨甲蝶呤，次黄嘌呤单核苷脱氢酶抑制剂吗替麦考酚酯；④核苷酸还原酶或酪氨酸激酶抑制剂，如来氟米特、羟基脲；⑤钙调神经磷酸酶抑制剂，如环孢素A、他克莫司；⑥雷帕霉素靶分子抑制剂，如西罗莫司；⑦单克隆抗体，如利妥昔单抗、依库珠单抗；⑧中药类免疫抑制剂，如雷公藤多苷、白芍总苷等。

肾脏病免疫抑制剂的使用包括诱导缓解、维持缓解及复发的治疗，使用时间通常较长。免疫抑制剂疗程或剂量不足会影响疗效，或增加复发的概率；反之，如使用过度，则会增加感染、肝肾功能损害、骨髓抑制及诱发肿瘤等风险。因此，需要在肾脏专科医生指导下规范合理使用免疫抑制剂，以避免严重不良反应的发生。

189 只有蛋白尿没有高血压，为什么也需要服降压药？

根据作用机制的不同，降压药物可分为血管紧张素转换酶抑制剂（ACEI）、血管紧张素 II 受体拮抗剂（ARB）、钙离子通道拮抗剂（CCB）、β 受体阻滞剂、利尿剂五大类。其中，ACEI（即普利类）和 ARB（即沙坦类）同属于肾素 - 血管紧张素受体阻断剂，它们除了具有降压作用外，还可以降低肾小球囊内压、减少蛋白尿，起到保护肾脏、延缓肾脏病进展的作用，并且这种作用是独立于降压作用之外的。因此，许多肾脏病患者即便血压不高，也需要服用此类药物。

190 慢性肾脏病患者使用 ACEI 和 ARB 时应注意什么？

慢性肾脏病患者可根据血压、肾功能、尿蛋白、血钾等情况，选用 ACEI（即普利类）和 ARB（即沙坦类）药物。用药过程中的具体注意事项如下。①在服药过程中要注意监测患者的血压。如果患者血压持续低于 90/60 毫米汞柱（mmHg），或出现头晕、眼前发黑等情况，需要及时减药或停药。因为血压过低时，身体各脏器都处于低灌注状态，严重者甚至可能出现低血压休克。②监测血肌酐及血钾。肾脏的灌注是由入球小动脉和出球小动脉之间的压力差决定的，ARB 和 ACEI 类降压药物可同时扩张入球和出球小动脉，但对出球小动脉的扩张作用是大于入球小动脉的，因此

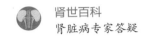

这类降压药可使肾小球囊内压降低，肾小球滤过率减少，部分患者服用后有可能出现血肌酐及血钾轻度升高的症状。所以用药后，如果患者的血肌酐升高幅度低于原有肌酐的 30%，就属于药物发挥作用的正常反应，不必过于紧张，只要做好定期监测便可；但如果血肌酐升高幅度大于 30% 或者持续性升高，大于 265 微摩尔 / 升（μmol/L），就要及时停药，并需要积极寻找原因、妥善处理。③由于 ACEI 和 ARB 这两类降压药物可引起血钾升高，因此除了在服药过程中要经常监测患者血钾外，必要时可以与有排钾作用的利尿剂（如氢氯噻嗪）联用，避免发生高血钾。④出现刺激性干咳时，可将"普利类"换为"沙坦类"。少数患者服用 ACEI 后，可能出现无法耐受的刺激性干咳，这时我们要及时将 ACEI 换成 ARB。一般在换药后，患者的干咳症状即会消失。⑤孕妇、哺乳期妇女及有双侧肾动脉狭窄的患者禁用。ACEI 及 ARB 有导致胎儿畸形的可能，故孕妇禁用。双侧肾动脉狭窄的患者服用 ACEI 或 ARB 后，会引起肾动脉压力急剧下降，从而导致肾功能急剧恶化，故亦禁用。

191 既有肾脏病又有糖尿病的患者，为什么容易出现低血糖？

相对于正常人，既有肾脏病又有糖尿病的患者更易出现低血糖。这是因为使用降糖药物时，部分口服降糖药完全或部分通过肾脏排泄，在肾功能减退时排泄率下降，降糖药物易在体内蓄积，引起低血糖；对于使用胰岛素的患者，肾衰竭肾脏对胰岛素的降解减弱使得胰岛素的半衰期延长，血中胰岛素的水平轻度增高，这也会引起低血糖。另外，还和部分尿毒症毒素有类胰岛素样的作用有关。

192 糖尿病肾病或者慢性肾脏病合并糖尿病时，降糖药该如何选择？

　　降糖药种类繁多，各种药物的药代动力学存在差异。糖尿病伴有肾功能不全时，肾脏代谢药物的清除能力会有所下降，体内药物蓄积容易引起低血糖，因此根据肾功能情况选择合适的降糖药种类及剂量非常重要，若使用不当会增加低血糖及其他不良反应的发生风险。口服降糖药中最常用的为二甲双胍，经肾脏排泄，在伴有肾功能不全时，应酌情减量或停用，对于慢性肾功能不全 4~5 期的患者，建议停用。其他类型的降糖药包括磺脲类、格列奈类、糖苷酶抑制剂、DDP-4 抑制剂（二肽基肽酶 4 抑制剂）、SGLT-2 抑制剂（钠 - 葡萄糖协同转运蛋白 2 抑制剂）、GLP-1（胰高血糖素样肽 1）受体激动剂等。一般而言，在慢性肾功能 1~2 期时无须调整剂量，在肾功能进展到 3~5 期时就需要注意，在医生的指导下减量或停用。口服降糖药中 SGLT-2 抑制剂、GLP-1 受体激动剂对肾脏有益处，建议糖尿病肾病患者优先考虑。对于严重肾功能不全患者，一般宜改口服降糖药为皮下注射胰岛素。

193 中草药治疗肾脏病真的无任何毒副作用吗？

　　中药在我国应用已有 2000 多年的历史。现存最早的中药学著作《神农本草经》将中药分为上、中、下三品，并提出上品无毒，大多属于滋补强壮之品；中品无毒或有毒，其中有的能补虚扶弱，有的能祛邪抗病；下品有毒者多，能祛邪破积，不可久服。由此可见，很多年前我们的先人就已经知道并非所有中药都是安全的。中草药不合理运用不仅不能治病，还

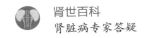

会对我们的身体造成伤害。含有马兜铃酸的中草药就具有肾毒性及致癌性。有一种疾病叫"中草药肾病"，与马兜铃酸有紧密关系，很小剂量的马兜铃酸就可以对患者的肾脏造成不可逆的损伤，大剂量甚至可以直接引起肾衰竭。马兜铃酸是中草药中赫赫有名的肾脏杀手，甚至世界卫生组织在2000年还发出马兜铃酸草药引起肾病的警告。常用的含马兜铃酸的药物有龙胆泻肝丸、复方蛇胆川贝散、二十味疏肝胶囊等，需要引起注意。有人认为吃得少就没有问题了，而研究表明摄入马兜铃酸草药20年后仍可检测到其代谢产物，因此马兜铃酸可能并无安全剂量可言。鉴于上述原因，慢性肾脏病患者服用中药须按肾脏专科中医师处方用药，避免病急乱投医及服药。

194 护肾药物也要辨证治疗吗？

中成药已经成为慢性肾脏病一体化治疗方案中不可或缺的补充治疗手段，尤其是对于病情稳定的门诊患者。然而，目前中成药的临床应用尚存在诸多不合理的情况，尤其是西医师缺乏中医辨证论治的系统培训，由西医师仅凭一般经验开具中成药势必会影响疗效，甚至可能导致不良反应，因此须规范中成药治疗慢性肾脏病的处方，减少不合理使用造成的药物不良反应，提高疗效。中医认为，肾脏中藏有精气，精气处于满溢状态时正气十足，体内各个脏腑的功能就运行正常，不容易受到病邪的侵扰。反之，若精气处于缺乏状态，那么正气也就相对欠缺，对外邪的抵抗能力就会下降，因此中医有"精气夺则虚"的说法。对于肾气来说，虚证相对较多，治疗时应以扶正为主。部分情况下也需要重视祛邪，例如尿毒症，大多是脾肾功能减弱、湿浊毒邪壅滞引起的，在治疗过程中，不仅要重视扶正，同时还要注重祛邪。重视阴阳也是中医治疗的一个重要原则，在肾的阴阳方面，若发现阴虚，则应当重视肾阴的滋补；若出现阳衰，则应重视肾阳的温补。

195 肾脏病治疗有中药免疫抑制剂吗？

免疫抑制剂是肾脏病治疗过程中降低尿蛋白的主要药物之一，通过抗炎和免疫调节等发挥作用。包括糖皮质激素、环磷酰胺、来氟米特、羟氯喹、吗替麦考酚酯、雷公藤多苷、昆明山海棠及单抗类靶向药利妥昔单抗等，其中雷公藤多苷、昆明山海棠属于中药免疫抑制剂。雷公藤多苷是从草药雷公藤根中提取的有效成分，和激素联用可加强效果，会相应减少激素的用量及副作用。昆明山海棠又名火把花，也是具有较强免疫抑制效果的中药免疫抑制剂。不同种类的免疫抑制剂本身具有不同程度的骨髓抑制、胃肠道反应、血液系统损害、肝功能损害、性腺抑制等副作用。要说中西药免疫抑制剂哪种更好，它们各有优缺点，适用于不同的人群，对于每名患者应根据病情选用。

196 六味地黄丸可以治疗肾脏病吗？

自中医儿科鼻祖、宋代钱乙创立六味地黄丸以来，后世医家对其功效多有发挥，不仅仅限于治疗儿科病症，而且广泛应用于多种慢性疾病所表现为肾阴亏虚者，症见腰膝酸软、头晕目眩、耳鸣耳聋、盗汗、遗精、消渴、骨蒸潮热、小便淋漓、手足心热、舌燥咽干、牙齿动摇、足跟作痛等。部分肾脏病患者觉得自己肯定是肾虚了，要用六味地黄丸补肾。可是

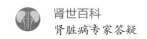
"肾虚"是中医概念，"肾脏病"是西医概念，两者是相互独立的，有肾病不一定有肾虚。当然，肾病和肾虚之间可能有交叉情况，出现既有肾病又有肾虚的现象；也有肾病患者在中医范围内是脾或肺的问题，只有肾病而没有肾虚。六味地黄丸可以治疗有肾阴虚的肾脏病，也必须在肾内科中医师的指导下服用。没有明显肾阴虚的患者不宜服用。明显是阳虚(包括肾阳虚、脾阳虚，表现为面色偏白、体质虚弱、喜夏不喜冬)的人不宜服用。肾阴虚但脾胃功能不好的人也不宜服用，比如中老年人一般脾胃功能不强，而六味地黄丸是偏于补阴的药，服用后会妨碍消化功能。

197 吃了激素免疫抑制剂可以怀孕吗？

妊娠期可安全使用的免疫抑制剂包括糖皮质激素、羟氯喹、硫唑嘌呤和钙调蛋白抑制剂，利妥昔单抗仅作为妊娠早期治疗的最后手段，但都仅在可能的获益大于对胎儿潜在的危险时使用。环磷酰胺、吗替麦考酚酯、来氟米特和氨甲蝶呤有致畸作用，妊娠期禁用，并应至少在受孕前3~6个月停用。总而言之，慢性肾脏病患者如果要怀孕，药物的选择一定要听从医生的指导。

第 10 章
肾脏病的饮食调理

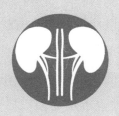

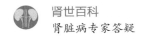

198 为什么说"粗细搭配，肾脏不累"？

经过精细化加工的精白米面我们称之为细粮，如一般的大米、白面、包子馒头；而未经精加工的全谷物、结构保留完整的粮食被称为粗粮，如玉米、小米、黑米、薏米、紫米、燕麦、荞麦等。从营养角度而言，粗粮在维生素 B 族、膳食纤维和矿物质等营养成分上较细粮保存更完整，因此有一定的预防心脑血管疾病、糖尿病等慢性病的作用。中国居民膳食指南推荐，应适当增加一些粗粮替代部分细粮。然而粗粮相对于细粮，含磷量高，且为非优质蛋白，对于慢性肾脏病的病友而言，也需要控制每日摄入的总量。高磷血症可导致严重的骨矿物质代谢异常，非优质蛋白的必需氨基酸含量较少，人体利用率低。植物中的磷和纤维结合在一起，人体肠道仅吸收 30%~50%，适量摄入也不足为惧。另外，非优质蛋白对于肾病病友们也不是禁忌，只是在总量和比例上需要控制和调整，每日摄入 50 克（g）左右的粗粮，非优质蛋白也不会超标。所以对于肾病病友而言，适量粗粮搭配细粮并不会给肾脏增加过多的负担，反而因为其营养优势，可以更好地预防心血管病、糖尿病、肥胖等问题。《新英格兰医学杂志》肾病营养管理综述中也鼓励大家在主食中适当增加一些粗粮，如在煮饭时添加一些糙米、燕麦或黑米等，抑或是以玉米、土豆或红薯等代替部分主食，也可以熬制杂粮粥，这些都是不错的选择。

199 肾脏病患者一定要"忌口"吗？

在面对患者对于饮食的追问时，一句"正常饮食"或一句"清淡饮食"显然是不够的。"忌口"多指在中医临床中注意饮食禁忌，是在"药食同源"

的基础上孕育发展而来的，有广义和狭义之分。

狭义的忌口，指患者患病时在饮食方面的禁忌，又称病中忌口。广义的忌口，除病中忌口外，还指不同年龄、体质、地区和季节应忌服或少服某些食品，也包括为避免某些病情复发而忌服某些"发物"等。

统观古今文献，"忌口"遵循一定的原则。一是"辨证论忌"，二是遵循五行的生克规律忌口。据《黄帝内经》"热者寒之，寒者热之""阳病治阴，阴病治阳""虚则补之，实则泻之"的理论，参照病机属性与饮食的寒热补泻功能进行对证施用。如寒病忌生冷、热病忌辛辣、阴病忌阴柔滋腻、阳病忌温热辛燥、虚证忌克消攻伐、实证忌补益固涩等。据《黄帝内经·灵枢·五味论》中"肝病禁辛、心病禁咸、脾病禁酸、肾病禁甘、肺病禁苦"的原则，结合病情与食物的属性而忌口。

临床上，在治疗期间，既要服用药物，又要饮食调理促进病愈，为此，采取切实合理的辨证施食、辨证论忌尤为重要。

200 肾脏病患者如何"忌口"？

体质偏实者，如兼夹有痰湿瘀，不宜过度补充营养，尤其是脂肪；体质偏虚者，阳虚则忌服寒凉、生冷，阴虚则忌食辛辣刺激。如春季多湿，当减酸宜甘，培养脾气，适宜多吃清淡，不宜油腻辛辣，以免内生火热；夏季热邪挟湿，应以甘寒、清淡为主，忌油腻，亦勿贪食生冷瓜果；秋季燥气当令，应滋阴润肺，少食辛辣，不宜过食辛温大补之品；冬季万物封藏，可多食温热，勿食冷食。

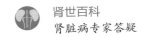
201 常说的"发物"是指什么？

"发物"之说实属祖国医学养生、食疗、饮食禁忌范畴，但在正规教材或读本中很少见到这个名词，所以它多为民间流传使用的称谓。按照中医理论，人的体质根据气、血、阴、阳、寒、热、虚、实的有无或多少来分类，从某种程度上讲，体质又决定了所患疾病的性质（如气虚、血虚、虚寒、湿热、痰湿，兼挟动风、动血等），而食物也具有四气（寒、热、温、凉）、五味（酸、苦、咸、辛、甘）等特点。所以，如果一个虚寒体质的人患了虚寒性疾病，又给他吃苦寒或咸寒（凉）的食物，就如同雪上加霜。同样的道理，如果一个阳亢实热体质的人患了温热性疾病，给他吃辛热温补之食物，就如同火上添油。这些会使没病的人患病或使有病的人病情加重的"苦寒或咸寒（凉）的食物""辛热温补之食物"就是"发物"了，这是"发物"最原始的本义。如果想知道哪些食物对自己而言是"发物"，或需要对哪些食物忌口，建议到正规中医院先辨识体质或确诊所患疾病性质，同时再了解一些食物的特性。

现代医学并无"发物"之说，但从本义来看，"发物"相当于西医所说的诱发因素或者是某些疾病的病因。"发物"之所以会导致旧病复发或加重病情，从现代医学角度归纳起来有三种可能性。一是上述这些动物性食品中含有某些激素，会促使人体内的某些功能亢进或代谢紊乱。如糖皮质激素超过生理剂量时可以诱发感染扩散、溃疡出血、癫痫发作等，引起旧病复发。二是某些食物所含的异种蛋白成为过敏原，引起变态反应性疾病复发。如海鱼、虾、蟹往往引起皮肤过敏者发生荨麻疹、过敏性紫癜、湿疹、神经性皮炎等。三是一些刺激性较强的食物，如酒类、辣椒等辛辣刺激性食品会对炎性感染病灶产生刺激，加重病情。这就是中医所说热证、实证忌吃辛辣刺激性"发物"的道理。

202 肾炎患者饮食调养的总原则是什么？

肾炎患者除了要积极治疗肾炎外，还要调整好饮食结构，应避免以下几种饮食。

高脂肪食物　大部分肾炎患者伴有高血压，高脂饮食会加重动脉粥样硬化。因此可以用植物油代替动物油，如选用葵花油、花生油和菜籽油等，每天的油脂摄入量不能超过 60g。

高盐食物　高盐饮食是引起慢性肾炎水肿及血容量增加的主要因素，可导致水肿加剧、血压升高。必须限制高盐饮食，每天的进盐量控制在 6g 以下。若是患者伴有水肿及少尿，则每天的进盐量需控制在 4g 以下。

高蛋白和高嘌呤食物　少食加重肾脏负担的食物，如鱼汤、肉汤、鸡汤、动物内脏、海鲜、酒类等，因为这些食物多为高蛋白或含高嘌呤，容易出现高氮、高尿酸，肾功能不良时不能及时排出，会进一步影响肾脏功能。

高钾食物　当肾炎伴有肌酐高时，要少食高钾食物，如胡萝卜、桃、橘子、香蕉、菠菜及香菇等，少喝浓茶、浓咖啡等。含钾食物在烹调时可以先在开水中烫过，去除汤汁之后再用植物油炒，这样能减少食物中的含钾量。

液体摄入过多　当肾炎伴有水肿及高血压时要限制液体摄入，每天控制在 1500 毫升（mL），若有严重水肿时应进一步控制进水量。另外，患者需避免吃重口味调料，因为进食太多会引起口渴，加重水肿。

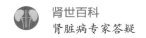
203 优质蛋白饮食就是高蛋白饮食吗?

凡蛋白含量高的肉、禽、鱼、海产品等都是高蛋白食物,其必需氨基酸齐全,但富含较高的脂肪和胆固醇,过量食用不仅不能很好地被人体利用,还容易使人发胖,诱发心脑血管疾病等。

优质蛋白必须是 8 种必需氨基酸种类齐全、数量充足、比例适当,与人体需要接近,脂肪、胆固醇含量较低,人体吸收利用率高。以大豆为原料的高纯度植物蛋白质正好符合这一要求,不仅能满足人体的营养平衡需要,还没有脂肪和胆固醇高的弊端。所以优质蛋白饮食和高蛋白饮食是有区别的,但对于慢性肾脏病患者,还需注意摄入食物中钾、磷等的含量。

204 肾病综合征患者饮食应注意什么?

肾病综合征患者在治疗的同时也要注意饮食调理,只有正确饮食才可以避免病情加重,肾病综合征的饮食需注意以下事项。

吃低脂肪的食物 肾病综合征患者大多数都有高脂血症,血液比较黏稠,很容易出现血栓及肾小球损伤,所以在饮食上要特别注意,尽量避免进食动物脂肪高的食物,比如肥肉、烧鹅、肥羊、动物皮、炸鸡等。

增加优质蛋白的摄入 因为大量的蛋白质会通过尿液流失,患者有明显的低蛋白血症,所以平时要适当增加一些优质蛋白的摄入,牛奶、鸡蛋、鸡肉、鱼肉都可以适当吃一些,这样才可以保证营养供给,不过摄入要适量,否则会对肾功能造成更大损害。

注意微量元素的补充 肾病综合征患者的肾小球通透性增加,尿液中除了会流失大量的蛋白质外,微量元素流失也比较严重,特别是钙、镁、锌、铁等元素，所以在饮食上要注意增加这些物质的摄入，多吃鱼、瘦肉、蔬果等食物。

减少钠盐的摄入 患者一般都会出现比较严重的水肿，如果摄入盐分过多会加重水肿，所以平时一定要尽量保持低盐饮食，限制钠盐的摄入，每天的食盐摄入量一般不可以超过 2 g，饮食中对于腌制的食物更要避免。

增加维生素的摄入 患者平时要适当增加维生素的摄入。

205 痛风性肾病患者饮食应注意什么？

避免吃高嘌呤的食物 痛风性肾病患者要尽量少吃或不吃高嘌呤食物，如猪肉、牛肉、鸡肉、动物内脏、海鲜、酒类等；另外，也要尽量少喝肉汤、少用鸡精。应多吃低嘌呤的食物，如五谷杂粮、蛋类、奶类、水果、蔬菜等。

保持理想体重 超重或肥胖就应该减轻体重，但减轻体重应循序渐进，否则容易导致痛风急性发作。

要适当补充各种维生素 对于痛风性肾病患者来说，可以适当多吃蔬菜和水果，因为蔬菜水果富含维生素，从而可以增强身体的抗病能力。

戒酒 限制酒精、各种含酒精饮料和含糖饮料的摄入。

多喝水 每日饮水量 2000mL 以上可以促进尿酸排泄，防止尿酸盐的形成和沉积。

206 紫癜性肾炎患者饮食应注意什么？

紫癜性肾炎患者饮食应该富有营养，清淡、易消化；避免再次食用致

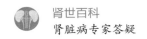
敏食物，急性期避免食用鱼、牛奶、蛋、虾等易过敏食物，防止病情加重；不要吃得过饱，防止增加胃肠道负担，诱发或加重胃肠道的出血；少吃粗食及粗纤维多的食物，如芹菜、油菜等；戒烟、戒酒。伴有水肿、大量蛋白尿的患者应该给予低盐、限水和避免摄入高蛋白饮食；对于有血尿的患者，应该避免食用辛辣、油腻的刺激性食物及海鲜产品。宜食新鲜蔬菜和适量水果，适当饮水；忌乱服用所谓的补品、补药。

207 干燥综合征肾损伤患者饮食应注意什么？

饮食要清淡，适当多喝水，多吃水果、蔬菜，保证大便通畅。避免滥吃补药。可适量多吃一些滋阴清热生津的食物，如丝瓜、芹菜、红梗菜、黄花菜、枸杞头、淡菜（贻贝或海虹）、甲鱼等清凉食物。水果如西瓜、甜橙、鲜梨等也可甘寒生津。口舌干燥者可以常含话梅、藏青果等，应避免进食辛辣、香燥、温热之品，如酒、咖啡、各类油炸食物、羊肉、狗肉、鹿肉，以及姜、葱、蒜、辣椒、胡椒、花椒、茴香等，戒烟酒。干燥综合征伴有低钾血症者，还要多食用富含钾的食物，如绿叶蔬菜、马铃薯、西红柿、香蕉、柑橘等；患者血钾高时则避免选用。

208 狼疮性肾炎患者饮食应注意什么？

狼疮性肾炎患者在及时接受正规治疗的同时，也要注意饮食调节。饮食尽量以高优质蛋白、高维生素、高膳食纤维、营养丰富、易消化的食物为主。疾病处于急性发作期的患者要清淡饮食，多吃富含维生素的青菜和水果。

避免增强光敏感作用的食物　狼疮性肾炎患者会有光过敏、面部红斑。因此，对于会增加光敏感的食物要尽量避免，比如蘑菇、香菇、油菜、芹菜、无花果、柠檬等。

避免高脂、高钠的食物　保持清淡饮食，食盐摄入过多会导致水钠潴留，会使患者出现高血压和水肿现象。

避免油炸烧烤类食物　狼疮性肾炎患者要减少动物脂肪的摄入。由于患者平时的活动量减少，加上胃肠道消化吸收功能差，油炸、烧烤类食物燥热不易消化，吃了会加重胃肠负担，导致消化不良，影响饮食营养的吸收。

注意蛋白质的摄入　蛋白质的摄入量与肾脏功能有关，狼疮性肾炎患者如果出现少尿、水肿、高血压和氮质血症时，就要低蛋白饮食。蛋白质是机体必需的营养元素，所以最好尽量通过牛奶、蛋清、瘦肉、鱼类补充优质蛋白。

合理补钙　狼疮性肾炎要长期使用糖皮质激素治疗，患者容易出现骨质疏松症状，所以应多食用含钙丰富的食物和蔬菜水果。

209 尿毒症血液透析患者每天应该摄入多少水？

肾病病友们经常会感觉口渴，但是进入透析的患者，无论尿量还有多少，医护人员都会要求患者控制饮水量，因为过量的水会引起高血压、心力衰竭、急性肺水肿等并发症，严重时可致患者死亡。那么，透析患者每天应该摄入多少水？首先要知道，这里的"水"是指所有进入体内的水、粥、汤，以及静脉输液、药品中的水分等，摄入水分的多少取决于尿量和超滤量的多少。每次透析应根据干体重调整摄入水量，两次透析之间体重增加不超过干体重的 3%~5%。

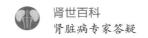
日常生活中有哪些控水小技巧呢？①控制盐分摄入，饮食上要清淡，尽量少饮水。可以将家中的杯子换成较小容量并且带有刻度的，帮助病友自我管理。②平常不要饮用茶、咖啡、碳酸饮料、高糖饮料。③口渴的时候，可以用凉水漱口、含化冰块、咀嚼口香糖、含块柠檬，或吃一颗酸梅子等。④在干燥的季节可以应用加湿器增加居室内的空气湿度，减少口腔干燥的感觉。⑤严格控制血糖，合并糖尿病的患者将血糖控制在正常范围也可以减少口渴的感觉。

210 尿毒症血液透析患者如何控磷？

磷在体内分布复杂，每次 4 小时常规透析清除磷的量有限，约为 800 毫克（mg）。高磷血症可对人体造成一系列危害：①皮肤瘙痒；②异位钙化；③肾性骨病；④继发性甲状旁腺功能亢进。

如何通过调节饮食控制磷的指标呢？

首先，应清楚哪些食物本身是高磷食材。包括：普通可乐和无糖可乐、啤酒及某些果汁汽水、冰茶；再制奶酪，如切片奶酪；淡奶或炼乳、非乳制奶精；巧克力，如巧克力块、巧克力奶；动物内脏，如肝、胰、脑、肾；可食用的鱼骨，如沙丁鱼骨或罐装三文鱼；骨头、肉制成的浓汤；坚果，包括果仁酱；以及高纤维麦片、麦麸松饼、黑麦或粗黑麦面包、曲奇、炸鸡块、热狗等。

其次，我们要学会阅读说明书。如果食用加工类食品，我们要认真阅读成分配料表，查看食品标签上含有"phos"（磷）字样的成分含量，如磷酸、磷酸钠、磷酸钙等。

211 日常生活中去磷的小技巧有哪些？

肉类：沸水去磷，水煮沸，放入肉类食物浸泡几分钟，大火加热至水再次煮沸，捞出肉后再烹饪。植物类：温水浸泡处理能清除植物中的部分磷。稻米类：浸泡后反复用手搓洗也能去掉部分磷。这些磷含量高的食物，透析患者应该尽量少吃，选择性食用。如果可以通过控制饮食而控制血磷的水平量更好，如果磷的指标一直很高降不下去，就要采取药物治疗了。

212 慢性肾功能不全患者服用低钠盐好吗？

普通食盐（氯化钠）中的钠元素是导致高血压的主要因素。食用低钠盐虽然具有降低高血压、心血管疾病风险的作用，但慢性肾功能不全患者需慎用低钠盐。

低钠盐是以氯化钠、碘酸钾或碘化钾为原料，再添加一定量的氯化钾和硫酸镁制成的。因此，低钠盐具有高钾低钠的特点。虽然尿毒症患者需要控制钠离子的摄入量，但同样也要控制钾离子的摄入量。低钠盐虽然具备低钠的要求，但是高钾的特点同样不适合尿毒症患者食用。

慢性肾功能不全患者应慎用低钠盐。低钠盐中钾含量较高，而肾功能不全者不能将钾有效排出体外，易造成高血钾，出现心律失常等副作用，严重时可出现心力衰竭。因此患有肾脏病、肾功能不全者不宜多用此类盐。肾脏病患者，尤其是排尿功能出现障碍（如尿毒症）的患者，不宜吃低钠盐。

第 11 章
肾脏病的生活调理

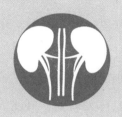

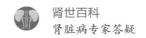
213 医生口中的"适度运动"该怎么做？

并不是所有的肾病病友都只能静养，不能进行运动锻炼。当患者病情稳定，经医生评估后，可以进行适度的运动锻炼。所谓适度运动，是指运动者根据个人情况在运动后感觉舒服、不疲劳、没有气喘等不适的运动强度，通常每次运动应在半小时左右，运动后的心率约等于"170－年龄"，例如50岁的患者，适度运动后的心率在120次/分钟左右。具体可以选择快走、慢跑、游泳、太极拳、八段锦等运动。适度运动可以提高心肺功能，减轻精神压力，消除疲劳，保持或恢复正常的体型，充分调动机体免疫能力，提高机体抗病能力。生命在于运动，中医讲"动则阳气生"。应注意的是：病友们运动时应循序渐进，先从短时间、低强度开始，慢慢锻炼好基本体力，逐渐强化肌肉力量、持久力及身体柔软度，再逐步增加时长及强度；并且在做每项运动前，应充分热身，避免肌肉拉伤。如果运动量过大，有可能加重病情，甚至引发心脑血管意外等风险；运动量过小，又不足以起到积极的锻炼作用。因此，肾病病友们在运动时应把握好适度的运动量，以达到保健的作用。

214 "喝酒治病"是否适用于肾脏病患者？

现代医学认为，任何酒类都含酒精，当酒精累积从"量变"达到"质变"时，就会损害健康。2018年，国际医学期刊《柳叶刀》发表文章表明：安全饮酒剂量为"零"，也就是建议"滴酒不沾"。

药王孙思邈曾说：冬服药酒两三剂，立春即止，此法终身常尔，则百病不生。在祖国医学里，酒本身就是一种药物，有"酒为百药之长"的说法，可以滋补、固本、活血、祛邪，同时，酒又可以炮制药材。例如大黄，经黄酒喷淋拌匀，再行炒制后其泻下成分番泻苷及大黄酸明显减量，而加热对鞣质影响较小，因此泻下作用减弱而收敛作用相对增强。古代还有需通过以酒为引的薯蓣丸（薯蓣也叫山药），在空腹时用酒送下可补气养血、疏风散邪，药物与酒结合相得益彰。可见，酒在中医里确实有它不可或缺的地位。

那么在肾病患者群体中，到底"药酒"是致病还是治病呢？这就需要辨证对待。药酒根据主治功用可分为滋补类、活血化瘀类、抗风湿类和壮阳类，因此针对不同证型的肾病患者，依据中医药理论有针对性地选择适宜的药酒，可选择内服或者外用，以便更好地发挥药效；但药酒因其为酒的基本性质，含有一定量的酒精，"小酌怡情、豪饮伤身"，在内服时必须适量，否则起不到治疗作用，反而损伤身体、加重病情。

那么，哪些肾病患者绝对不能饮用药酒呢？对酒精过敏、有消化系统疾病、尿酸高或者痛风等肾病病友，以及在服用抗生素、降压药物、抗凝药物、抗肿瘤药物的肾病患者都不能饮用药酒，以避免药物反应，加重病情。

215 得了肾脏病，还能享受"性福"生活吗？

坊间传言：肾不好，就是跟"那方面"多了有关系。因为这一"谣言"，一部分肾友生活在无性婚姻中，这不仅给患者本人造成生活上的困扰，对于家庭生活同样是一个不稳定因素。事实上，任何年龄阶段的人都可能患上肾脏病，这与有没有性生活及性生活频率没有关系，因为肾功能≠性功能。性行为是人类最基本的生物学特征之一，是正常的生理需求，也是一个复杂的社会、心理、生理行为，有性生活需求说明身体、心理状况正常。适当的性生活能增强患者的信心，对维护心理健康有很好的作用，对心脏、免疫系统及缓解疼痛等均有积极作用；与伴侣关系融洽也有助于肾病的康

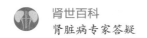
复。肾病患者如果没有明显的临床症状，比如严重的心力衰竭、贫血、高血压控制差，应该像健康人一样过正常的性生活，这有助于慢性疾病的康复。

216 享受"性福"生活后，为何有些肾脏病患者感觉体力不支？

原因涉及自身疾病、心理因素、家庭、社会、环境及人际关系等多方面。第一，原发性肾病如果不好好控制，会影响包括生殖系统在内的其他器官系统，也会引发贫血、高血压、糖尿病、心血管病等，加重生殖系统损伤，出现性功能障碍，导致生育能力下降；到了肾衰竭期和透析期，患者可能在性功能方面表现出诸多异常：女性常见月经紊乱或闭经，男性可见性欲下降、勃起功能障碍等。第二，患者确诊肾病后，心理压力大，将更多注意力放在疾病本身，对周围事物提不起兴趣。第三，服用的一些药物，如螺内酯、醋酸泼尼松、环磷酰胺、雷公藤等可能引起部分男性勃起功能障碍。这些情况通过调整治疗方案，以及寻找专业心理医生的帮助，都可以得到改善，肾病病友可以享有普通人的生活。

217 "性福"生活怎样算"适度"？

对于一个健康人而言，性生活后第二天仍精神饱满就好；如果第二天精神不振，感到很疲劳，就说明性生活过度，需要控制。对于肾病患者同样如此。在性生活中有些注意事项要谨记：在劳累和出汗后进行性生活，机体抵抗力下降，更容易感冒，会加重肾脏的损害，因此应注意预防感冒；不洁的性生活可能引起感染，同样会加重肾病；女性患者要注意避孕，在咨询专科医生后选择合适时机孕育新生命。

218 女性肾脏比男性的更"脆弱"吗?

调查显示,2017 年全球慢性肾脏病(CKD)患者人数达 6.975 亿,女性患病率为 9.5%,约是男性患病率 7.3% 的 1.29 倍。女性群体需要面临一些特殊的肾损伤危险因素。

妊娠:妊娠是育龄期女性急性肾损伤(AKI)的重要原因之一,AKI 可能会导致 CKD。女性在怀孕时,为了适应胎儿的需求,孕期血流动力学和肾功能各方面都会出现多种变化,这些变化同时也会加重肾脏的工作负荷,并有可能使肾脏受到病理性损伤,发生肾功能不全。有肾病的妇女怀孕后,可能出现的不良结局包括原有肾脏损害加重、发生急性肾损伤和妊娠相关肾脏病、蛋白尿增加、血压升高、并发先兆子痫等;胎儿不良结局包括死胎、胎儿生长受限和早产等。因此,无原发性肾病女性妊娠后应定期随访,若出现 AKI、先兆子痫等,应规范就医;有肾病患者妊娠前做好避孕,待病情稳定后,遵医嘱服用妊娠期维持治疗药物,方可选择生育,妊娠期、哺乳期等阶段仍需在专科医生指导下进行个体化管理。

免疫系统疾病:自身免疫性疾病如系统性红斑狼疮、干燥综合征、自身免疫性甲状腺炎、类风湿性关节炎和系统性硬化症均好发于女性。

泌尿道感染:由于女性生理结构的特殊性,尿道短而直,并且紧邻肛门,容易受到细菌污染,对于某些特殊人群,比如糖尿病、肾结石、围绝经期及绝经后女性,更容易发生泌尿道感染。泌尿道感染的预防关键在于"勿憋尿、多饮水、勤排尿",治疗需在肾内科专科医生指导下用药。

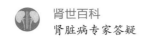
219 肾脏病患者可以接种疫苗吗？

一般来说，肾病患者是可以打疫苗的。很多肾病患者抵抗力较弱，尤其是在使用激素的过程中，免疫力低下，容易并发感染，包括各种细菌感染和病毒感染。比如肾脏病患者如果没有乙肝抗体，可以打乙肝疫苗。在流感季节来临之前，对容易出现呼吸道感染的人，在经济条件允许的情况下，建议打流感疫苗、肺炎球菌疫苗等，否则出现感染后有可能加重肾脏病的病情。慢性肾脏病的急性加重期，以及伴有感染、感冒、出血等情况时，建议暂缓接种，等病情稳定后再接种。

220 减重能保护肾脏吗？

肥胖患病率在世界范围内持续升高，肥胖不仅可增加肾脏病进展风险，其本身也是肾损伤的独立危险因素，肥胖与慢性肾脏病的发展密切相关。

那么，肥胖是如何直接及间接"伤"肾的呢？一方面，肥胖本身会使肾脏结构发生改变，部分脂肪向肾实质内渗透，对肾组织造成机械压力，导致肾组织局部缺氧性损伤，而且会导致肾入球小动脉扩张，增加肾小球滤过率，肾小球自主调节功能受损，肾小球毛细血管扩张导致蛋白尿，以上这些可以直接"伤"肾；另一方面，肥胖可导致糖尿病、高血压、高脂血症、睡眠呼吸暂停等相关疾病，继而间接"伤"肾。

健康减重尤为重要，即要做到知因减重，也就是要知道自己是什么原因导致的肥胖，比如不合理饮食、服用某些药物等。了解原因，做到科学减重，不盲目追求减重的速度，而是遵循世界卫生组织的科学减重理念，遵循自然健康的减重原则，匀速、科学地降低体重，养成新的生活习惯，实现健康、长效不反弹的体重管理目标，做到科学瘦、安全瘦，更健康、更快乐地生活。

221 染发伤肾吗？

临床中发现很多肾脏病患者都有长期染发史。那么，染发是如何影响肾脏健康的呢？染发时使用的染发剂可分为暂时性、半永久性和永久性染发剂。大部分永久性染发剂里都含有对苯二胺，这是一种着色剂，也是一种常见的引起过敏反应的成分，属于国际公认的致癌物质。染发过程中，染发剂不可避免地要接触皮肤，且染发过程多需要加热，其中的苯类有机物质就可能通过头皮进入体内，然后随血液循环到达骨髓，长期反复作用于造血干细胞，导致造血干细胞的恶变，甚至有可能引起白血病。于肾脏方面则会导致急慢性肾脏病，出现蛋白尿、肌酐升高、尿量减少甚至无尿等临床症状。另外，染发剂中多含有重金属铅、铜等，这些成分也会通过头皮被人体吸收，而它们的排泄都需要肾脏发挥作用，这对肾脏的伤害就不言而喻了。对于需染发人群，应少用永久性染发剂或选用颜色较浅的染发剂；染发次数不宜过勤，两次染发间隔最好在 3 个月以上。此外，患有高血压、心脏病、哮喘病、狼疮、皮肤病等疾病的患者不宜染发，准备生育的夫妻及孕妇、哺乳期妇女也不适合染发。

222 肾脏病患者应该多喝水还是少喝水？

成人机体每天需要 2000~3000 毫升（mL）的水分。人们通过进食，可以获得 500~1000mL 的水分，机体内每天在产生能量时产生约 300mL 的内生水，因此成人每天需要饮水 1500~2000mL 才能满足机体的基本生理需要，但这个饮水量只是一个基础量。成人每天的饮水还根据季节、环境、

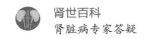
运动量的不同而不同。夏季由于皮肤蒸发水分增多，应该相应地多饮水；一般在机体缺水时尿量也会相应减少，这时就应该多补充水分。

　　肾脏病患者应该多喝水还是少喝水，要根据具体情况而定。肾脏功能不全的患者不宜多喝水。慢性肾功能不全或肾衰竭的患者由于无法正常地排泄水分及盐分，容易造成水钠潴留；肾病综合征或肾炎患者因体内蛋白质会经尿液大量流失，降低了血渗透压，如果再过量地喝水，就会使水肿更加严重。如果患者全身水肿明显，有心力衰竭，尿量少于正常，尤其是出现少尿、无尿时，一定要控制饮水量。24小时液体进入量为前一日尿量加600mL，否则会出现水肿、心力衰竭加重等。如果患者为轻度肾炎，血压正常，尿量正常，无水肿等情况，建议正常饮水、进食即可。对于肾脏病患者，理论上应适量喝水，如有必要则需遵从医嘱减少饮水量。

223　得了慢性肾脏病可以怀孕吗？

　　慢性肾脏病早期血压控制正常、24小时尿蛋白定量＜1克（g）的患者可考虑妊娠，但仍需认识到妊娠的风险。以下情况不推荐妊娠：肌酐明显升高的患者；高血压难以控制的患者，建议暂缓妊娠，直至血压控制正常后；伴有蛋白尿的患者，建议暂缓妊娠，直至治疗后控制24小时尿蛋白定量＜1g至少6个月；活动性狼疮性肾炎复发，有早产的风险，建议暂缓妊娠，直至疾病治疗达完全缓解状态或病情稳定接近完全缓解状态至少6个月；伴中、重度肾功能损害的糖尿病肾病患者，妊娠后可出现不可逆的肾功能下降，不推荐妊娠。尿毒症做透析的患者，无论是血液透析还是腹膜透析，都不推荐怀孕。慢性肾脏病的女性患者如果想要怀孕，除了就诊于妇产科，一定要记得听取肾内科医生的建议。

第 12 章
尿毒症

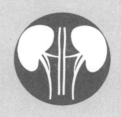

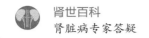
224 为什么尿毒症患者会出现皮肤瘙痒症状？

许多尿毒症患者都会出现局部或者全身皮肤瘙痒的情况，原因有很多，与尿毒症本身、透析治疗不充分及钙磷代谢紊乱等有关。

肾脏承担着人体重要的排泄代谢产物的功能，随着肾功能的下降，代谢产物会滞留在体内无法排出，这些物质会对人体皮肤造成刺激，引起皮脂腺及汗腺的萎缩，从而使皮肤出现不同程度的干燥、脱屑，引起瘙痒症状。此外，尿毒症本身可以引起神经系统的病变，导致皮肤瘙痒，医学上称为神经性皮肤瘙痒症。存在皮肤瘙痒症状的病友，应保持情绪舒畅，避免焦虑，避免使用过热的水洗澡或泡脚，避免使用碱性香皂、沐浴露，以及对皮肤有刺激性的物品。同时可以在局部皮肤使用保湿润滑剂，避免皮肤干燥。

对于维持性血液透析的尿毒症病友而言，如果透析不充分，机体内的一些毒素物质蓄积是可以造成皮肤瘙痒的。可以通过提高透析充分性、改善透析方式缓解瘙痒。部分患者对血液透析（简称"血透"）中所用的透析器及药物等发生过敏反应，同样也会造成皮肤瘙痒。

大部分尿毒症病友都会伴有不同程度的钙磷代谢紊乱及甲状旁腺素升高，引起皮肤的异位钙化，造成皮肤瘙痒。对于血透的病友，最重要的是低磷饮食，保证血透充分性，必要时在医生指导下使用调节钙磷代谢的药物。

225 血液透析大概是一个怎样的过程？

血液透析是治疗肾衰竭的一种方法。正常情况下，肾脏的主要功能就是过滤血液并去除新陈代谢废物及过多水分，以尿液的形式排出体外。当肾衰竭时，肾脏完全或几乎停止了工作。血液透析就是用透析机仿造人体肾脏，起到替代肾脏工作的作用，通过透析通路把血液引出体外，进入透析的机器，再过滤掉多余的水分、离子、废物，使病情得到稳定的控制。大致过程是：血液被引出体外，通过透析机器进行过滤，随后再送回体内，如此反复循环进行"清洗"。

226 血肌酐达到多少需要开始透析？

血肌酐是衡量肾功能的一个重要指标，临床检验指标超过 100 微摩尔 / 升（μmol/L）、但在 422μmol/L 以下时是氮质血症期，422~707μmol/L 属于慢性肾衰竭期，超过 707μmol/L 就是尿毒症期。因此，临床教科书上都以血肌酐大于 707μmol/L 作为血透的指征。但是血肌酐并非决定透析开始与否的唯一指标，还得结合全身症状，如有没有恶心、呕吐、胸闷、气短或者下肢水肿，小便量有无明显减少，有没有合并高钾血症等。如果有严重的酸中毒或者高钾血症，少尿或者无尿，就需要立即透析，不管血肌酐值是多少。如果是慢性肾脏病，血肌酐＞ 707μmol/L，但是吃饭正常、血压正常、小便量也可以，那么透析可以适当延缓，等到出现症状时再透析也是可以的，不过要定期到医院复查肾功能、电解质等相关指标。

227 一旦透析就要终生透析吗？

透析是否能够停止，取决于是急性肾衰竭还是慢性肾衰竭。一般情况下，急性肾衰竭经过短期的透析治疗后，可以使尿量增加，肾功能逐渐恢复而停止透析，有极少数的急性肾功能不全患者会转入慢性肾衰竭，需要维持性血液透析治疗。

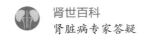
慢性肾衰竭患者一旦透析就需要维持终生，不可以停止。在透析的过程中仍然要注意各种急性和慢性并发症的发生，一旦有紧急情况，可以采用加强透析或者配合血浆置换、血液滤过和灌流等方式，以挽救患者生命、改善症状、提高生存质量。

228 为什么血液透析要从短时间开始？

刚开始血液透析时，机体还不适应透析时体液、电解质、酸碱平衡及尿毒症毒素等发生的突然变化，容易出现头痛、恶心、呕吐及神经系统症状等失衡综合征。为了减少并发症的出现，应进行诱导透析，从低流量、短时间、少超滤量、高频率透析逐渐过渡到常规血液透析，一般需要做2~5次，透析时间由1小时左右逐渐增加至规律的透析时间，也就是每次4~4.5小时。

229 规律透析的频率和时间多少为宜？

一般来说，规律、充分的血液透析应该至少每周3次，每次4~4.5小时，保证每周总治疗时间不低于10~12小时。对于部分尿量比较多、一般情况良好、血压控制良好的患者，可以每周2次或每2周5次。还有其他一些透析方案，如每日短时透析，可能更接近人体的生理状态，从而可减少远期并发症，提高生活质量。

230 血液透析后就不会有尿了吗？

血液透析的患者本身可能已进入终末期肾衰竭阶段，肾脏本身调节尿液排出的能力已经很差，而随着时间延长，残余肾功能会呈进行性下降，并出现尿量减少甚至无尿症状，这是疾病状态本身所造成的现象。在进入血液透析之后，不会立刻无尿，若残余肾功能保护得好，尿量就不会明显减少；若血液透析患者的处方制定不规范、透析过程中超滤量或超滤率过大，影响患者的血流动力学，会进一步导致残余肾功能受损，使尿量进一步减少，患者也有可能出现无尿现象，因此要注意规范治疗。

231 透析后还需要长期吃药吗？

有些病友在进入透析后原来用的一堆药物仍然继续使用；有些病友则完全相反，透析之后，药物全扔掉，放任自流。很显然，这两种做法都是不正确的。

透析之前吃的一些排毒药物、虫草制剂，以及降低血肌酐的药物，在进入透析之后可以酌情不再使用。

规律的透析可以部分替代肾脏的排水及排毒功能，但另外许多功能是透析不能代替的。肾脏是一个重要的内分泌器官，负责分泌体内 95% 的促红细胞生成素。促红细胞生成素是负责调动骨髓造血的重要激素，当肾脏功能衰竭时，促红细胞生成素的分泌水平就会下降，所以大部分尿毒症病友都伴有贫血，被称为肾性贫血。我们平时提到的"升血针"，就是人工合成的重组人促红细胞生成素。所以，绝大多数尿毒症病友进入透析后，还是需要使用"升血针"来纠正贫血的。目前临床上还可选择促进内源性促红细胞生成素生成的口服制剂，如罗沙司他等来改善贫血。

肾脏还分泌一种调节钙、磷代谢和反馈性抑制甲状旁腺分泌甲状旁腺激素的酶，叫 α-羟化酶。当肾脏出现问题时，这种酶的水平也会相应减

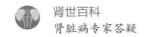

少，随之而来的就是血磷升高、血钙降低及甲状旁腺激素水平升高，进而导致肾性骨病的发生及血管和软组织的钙化。所以，透析病友还是需要服用一些药物来调节血清钙磷、甲状旁腺激素水平的。如磷结合剂（碳酸钙、醋酸钙等"钙片"）、活性维生素 D（骨化三醇、阿法骨化醇）、西那卡塞、碳酸镧、司维拉姆等。

营养问题也是尿毒症病友，尤其是维持性血透病友的常见问题。由于种种原因，如长期透析导致的体内微炎症反应，会发生一种叫作蛋白能量消耗的情况（也叫肾性营养不良）。因此，病友们就需要适当补充一些 α 酮酸类的药物及针对透析人群的营养补充制剂，以改善营养状况。

另外，还应结合原发病及随着生存年限增加而出现的并发症给予相应的药物治疗，如降压药、降糖药、降脂药、治疗心脑血管疾病的药物等。

232 血透时能不能吃东西？

如果透析效果良好，透析过程中没有任何不适，情况稳定，患者可以在透析过程中正常吃一顿饭菜，并不会产生危害。但考虑到透析时只能躺在床上，因此还是推荐进食一些方便食物，如饼干、面包、牛奶、水果，以及一些透析专用的营养补充剂等，来补充能量和蛋白质。有低血糖史或者糖尿病肾病的病友，在透析期间鼓励进食，这样能有效地预防低血糖的发生；可以吃一些能提高血糖的食物，如馒头、面包、藕粉、透析专用曲奇饼干等淀粉类食物，必要时可以备些糖果。但是要注意：有透析中低血压史的病友，透析期间进食需谨慎，以免诱发加重低血压症状。这是因为食物在胃肠道消化时，肠道血流量可以上升 8 倍，使大量血液集中在肠道，可能导致低血压。此外，透析中进食还要特别注意防止食物干硬造成呛咳、误吸等情况。

233 做血液透析的时候可以运动吗？

当然可以。透析中运动能提高病友的透析充分性及运动能力，调节血压，改善躯体健康状态，同时不增加心血管及骨骼肌肉并发症的风险，具有良好的耐受性。尤其有一些病友，在非透析日不能进行规律的运动，透析治疗时的运动更容易坚持，也更加安全。透析中运动，建议在开始透析的半小时到一小时之间，且血压稳定的情况下进行。运动时充分利用双下肢、非内瘘侧上肢、臀、腰等较为灵活的部位，并借助合适的运动设备进行，比如床旁脚蹬车、弹力带、哑铃等。

234 非透析日的运动该如何做？

非透析日的运动训练可能更加有效，且运动限制更少、选择性更多。大家又该怎么进行运动呢？平时可以进行散步、慢跑等锻炼，但以不感到疲劳为度。运动形式有全身有氧运动、器械辅助肌力练习、呼吸调整练习等，长期血透病友除通过正规治疗外，加强运动锻炼可以提高自身机体素质，改善疲乏无力状态，最终达到回归社会、胜任日常工作的目的，同时还可增加肌力，改善心功能。运动应该遵循循序渐进的原则，避免体力消耗过大，运动前后要注意测量血压、脉搏；如运动过程中有不适症状，应立即停止运动。以下运动可以尝试：①做家务，比如拖地、刷碗、擦东西等；②步行是最简单、最容易实现的运动，建议每天步行4000步以上，其他如快走、骑自行车、游泳等也是非常好的运动；③运动受限或不能做全身运动时，

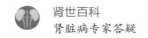

也可以尝试局部运动，如单腿抬起伸直、脚尖摆动、手捏软球等。

进行运动时，要注意以下事项：①确保在安全状态下进行；②保护好血管通路，不过度使用内瘘或置管侧肢体；③血压过高或过低时避免运动；④运动量要循序渐进，慢慢增加。可能一些血透患者因身体不适、时间繁忙、提不上兴趣等从不运动，但仍然建议根据自身情况选择合适的运动方式进行锻炼。动了比不动好，规律的动比偶尔动动好。

235 透析前后为什么要测量体重？

血透治疗前后通常需测量体重。治疗后自觉舒适，无水肿、肺水肿、心力衰竭，血压达到理想水平时的体重称为患者的干体重。干体重也称"目标体重"，即水在正常平衡条件下的体重，此时患者既无水潴留，也无脱水现象，亦即血透结束时希望达到的体重。干体重达标是评价患者透析充分的指标之一。

干体重不是一直不变的。如果患者近期吃得好、营养足、长胖了，即便水量控制住了，体重也会增加，反之亦然。鉴于此，干体重就要随着变化，否则除水量就不准确了。同样的透析前体重，但干体重不同，意味着水量增长的幅度不同。如果不及时调整干体重，除水量就不准确，容易产生各种不适症状。

通常两次治疗间隔期内患者的体重增加应不超过干体重的 3%~5%，或每日体重增长不超过 1 千克（kg）。

允许体重增加上限参考值：

透析次数	容许增加体重量
每周透析 1 次	每天 0.5kg

每周透析 2 次　　　每天 1.0kg

每周透析 3 次　　　每天 1.5kg

注：年纪大的人心脏功能下降，体重增加量要更低些（65 岁以上老年人容许增加的体重量约为干体重的 2.5%）

236　有哪些测量干体重的方法？

传统的干体重评价主要依靠医生的临床经验和患者的症状评估，受主观因素影响较大，只能粗略地进行评价。目前能评估干体重的方法有很多，如同位素测定法、下腔静脉直径测定法、血浆标志物测定法、血容量检测法等，但这些测量存在价格昂贵、测定不准确等缺点。近年来生物电阻抗技术已应用于临床评估干体重，此技术是使用不同频率的生物电测定人体电阻抗率，计算出总体液量和细胞外液量，人体成分分析仪就采用的是这项技术。

237　每次血液透析超滤脱水量是不是越多越好？

不少血液透析病友都要求医护人员将每次透析脱水量增大，误以为脱水量越多，透析间期就不用辛苦地限制饮水，岂不知这样的要求对生命体征的稳定有很大威胁。以 60kg 的成年人为例，其血管内仅有 3000 毫升（mL）水分，血液透析超滤脱水时，血液中的水分被清除出体外，此时细胞内、细胞间隙的水分会流进血管内进行补偿，以维持血管内血液量的稳定。对 60kg 体重的人来说，每小时从血管外流进血管内的水为 700~900mL，4 小时的血液透析过程约有 3500mL 的水补充到血管内。因此，血液透析

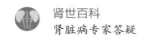

时，60kg 干体重的成人每小时的脱水量应该限在 800mL，总脱水量限制在 3000mL，即体重的 5%（1 毫升水等于 1 克水）。这样才能保证血液透析安全、有效地进行。如果脱水总量超过体重的 5%，血液透析过程中就容易发生低血压；脱水总量超过体重的 7% 时，低血压发生率大大增高；脱水总量超过体重的 10% 时，低血压将很难避免。为了保证生命和医疗的安全，血透患者必须控制水分的摄入，两次透析之间体重增加应控制在体重的 5% 以内，最理想的是控制在体重的 3% 以内，由此以保证通过透析安全地将过多的水分清除掉。

238 透析后还应该坚持低蛋白饮食吗？

慢性肾病病友在尿毒症早期遵循的是低蛋白饮食，但在开始透析后要改变饮食原则。因为血液透析可以代替肾脏的代谢功能，透析过程中蛋白的代谢率也会增高，如果不加强蛋白质的摄入会引起营养不良，引起贫血、抵抗力下降等。血液透析可丢失一定量的蛋白质和氨基酸，同时有促进蛋白异化的作用，造成负氮平衡。因此，建议血透病友每天摄入的蛋白质量为每千克体重 1.2~1.4 克（g），尽量多吃优质蛋白，多吃动物性食物，如鸡、鸭、鱼肉、奶制品，即所谓的"白色瘦肉"，此类肉含磷较低，是优质蛋白。动物性食物最好能占食物的 2/3，猪、牛、羊肉也可以摄入。大豆、豆制品相对肉类来说含蛋白质量并不高，且含磷高，不适合多食。鸡蛋的蛋白质易于吸收，适合补充蛋白，但尽量少吃蛋黄，因为蛋黄含磷较高。每日能量的供给为每千克体重 125.6~146.5 千焦（kJ）[30~35 千卡（kCal）]。每天饮食中脂肪总量以 50~60g 为宜，其中植物油为 20~30mL。如果患者极度消瘦或过度肥胖时，要根据情况增减饮食。尽量避免多食油腻的食物，肉类以瘦肉为主，鸡、鸭、猪、牛、羊肉等都先去皮再食用。食用大豆油、橄榄油及其他植物油，避免动物性油脂及椰子油等。烹调时最好多用清蒸、水煮、清炖、卤、凉拌。卤、炖肉可先进行冷藏，之后将上层油脂去除，再加热食用。

239 血液透析病友什么水果都不能吃吗？

血液透析病友水果摄入的选择，往往要根据透析的情况和病友的自身状况。如果规律透析，如每周血液透析 3 次，每次能够达到 4 小时的患者，平时尿量可能不多，但较少出现高钾血症，可以适当进食苹果、梨、西瓜等水果；对于尿量少甚至无尿、透析不充分的病友，过多进食水果特别是含钾高的水果，如香蕉、牛油果、樱桃等，就容易出现高钾血症。可以选择少量含钾低的水果，如木瓜、苹果、梨、草莓、柠檬、西瓜等，但也不建议大量食用，以防止摄入过多水分影响透析间期的体液控制。因此，能吃何种水果与透析是否充分有直接关系。

240 血液透析病友如何少吃盐？

尿量正常不合并高血压时，不需要特别限制钠盐的摄入。尿量减少时，要限制钠盐的摄入，一般每日不超过 5g，无尿的病友应控制在 1~2g。调味应以清淡为主，避免高盐的调味料如食盐、豉油、味精及各种酱料。避免选择高盐的配料，如梅菜、腌菜、榨菜等。选购罐头蔬菜时，应选择用清水浸制的，因其含钠量较盐水制品低得多。多尝试用以下调味品，可增加菜的美味：如胡椒粉、醋、酒、五香粉、花椒、八角、香草、陈皮、芥辣、

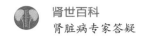

姜、葱、蒜头、芫荽、辣椒、柠檬汁、青柠汁等。同时还要注意不能食用低钠盐，这种盐含钾量极高，可造成高钾血症，可以通过酸味或者辣味来代替盐，甚至吃辣椒对缓解瘙痒还可能有帮助，家里也可以备一个称盐勺方便日常钠摄入量的控制。

241 透析了是不是就不能喝水了？

答案是否定的。对于刚进入透析、残余肾功能存在、无明显心力衰竭、尿量足够的病友，饮水量不必严格限制；但是合并有尿量减少、水肿，心力衰竭等情况时，就需要严格限制喝水量了。在少尿或无尿的情况下，如果喝水多，会加重体内负荷，出现水肿、血压升高，甚至诱发心功能不全等。透析次数增加，饮水量可适量增加；透析次数减少，饮水量可适量减少。此处谈到的水包括液体食物，如饮料、牛奶及含水较多的水果等，所以每天总的液体进量（包括水及牛奶、豆浆、汤和固体中的水分）为前日尿量+500mL。透析间期以体重增加不超过干体重的 3%~5% 为原则，体重增加过多会增加心脑血管发生意外的概率。生活中注意不要吃太咸的东西，否则易口干，会一直想喝水。平时吃的稀饭、面条、水果等含有很多水分，摄入量要严加控制 (或计量)。

避免口渴小妙招：避免选用腌制过的配料及高盐分调味料；在饮品中加入柠檬片或薄荷叶，将部分饮品做成冰块，含在口中有较佳的止渴效果；避免饮用浓茶及浓咖啡。

242 血液透析病友老是觉得口干怎么办？

血液透析病友非常容易出现口干的症状，对于一些自制力比较差的病友，很容易因口干、口渴难耐而大量饮水，这样势必会引起透析间期体重增加，且不能及时排出体内水分，加重机体容量负荷，影响透析治疗效果。所以饮水对于血透病友来说是一件奢望的事，控制和缓解口干也成了必须解决的难题。以下这些方法不妨试试：①中药漱口液（如甘草漱口水）润口，可自觉唾液流量增加，缓解口干症状；②适量饮用少量热水、冰水或咀嚼冰块，通过这种异常的刺激性水温经感受器达口渴中枢，起到止渴缓解口干的效果；③咀嚼无糖口香糖，刺激唾液的分泌，缓解口干，滋润口腔；④口含酸味食物如柠檬片、山楂等，刺激唾液腺分泌唾液；⑤在房间内放置一盆水或加湿器，保证居住环境空气流通和适宜的湿度（60%~70%）；⑥经常性地用湿水棉签或棉巾擦拭舌头和嘴唇，保持良好的口腔卫生和习惯，也有助于缓解口干；⑦平时注意饮食清淡，忌辛辣刺激的食物，限制盐分的摄入；⑧及时解除引起张口呼吸的病因或习惯，尽量避免张口呼吸，保持呼吸道通畅。

243 血液透析病友血压控制在什么范围为宜？

按目前的指南，血液透析病友血压要求控制在 140/90 毫米汞柱（mmHg）。因为血液透析的患者如果血压长期不达标，会加重心脑血管的并发症。透析患者在透析过程中需要使用低分子量肝素等抗凝药物，如果血压控制不佳，高血压易引发脑血管意外并发症，比如脑出血或脑卒中。

长期的高血压也会影响心脏，导致心脏增大，出现心肌缺血，甚至会

163

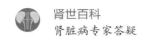
逐渐发生心脏结构的改变，导致心力衰竭。因此对于血液透析的患者，如果没有心脑并发症，建议血压不超过 140/90mmHg；而伴有血管粥样硬化、合并脑血管疾病及冠状动脉供血不足的老年患者，血压不能太低，以不超过 160/90mmHg 为宜。内瘘作为透析病友的血管通路，透析后的收缩压控制在 140mmHg 为佳，因为血压过低可能会引起透析中低血压反应及内瘘闭塞。

244 血液透析当日怎样正确服用降压药？

透析时为防止透析中低血压，可根据当日血压情况调整降压药物的服药，上午透析的患者早晨可停服一次降压药，下午透析的患者可中午停服一次降压药，晚上透析的患者可下午停服一次降压药。个别患者停药后在透析中发生血压升高现象，有此情况时则不必停药或适当将降压药减量。

245 血液透析过程中血压高需要处理吗？

透析过程中血压明显高于基础血压，有不适感，应该积极处理；若无特殊不适，也应该根据具体情况，服用短效降压药。血压过高会增加心脏负荷，导致心脑血管疾病风险增加。如果有出现过服用降压药物后的低血压病史，应在医生评估下，密切监测血压变化，透析结束后休息 15~30 分钟，复测血压，仍然居高不下者应服用降压药物，直至血压达安全范围。

246 血液透析后出现呕吐是什么原因？

透析后的呕吐可能有以下原因：透析后出现血压的改变，高血压或者低血压；还有可能是失衡综合征及透析的不充分。因此在透析后患者出现呕吐时，需要监测生命体征，观察血压的变化，如果血压过高或过低都要进行积极的对症处理。如果考虑是失衡综合征，呕吐剧烈且长时间不缓解，可以对症给予胃复安等一些药物进行处理。非规律性透析的患者透析后呕吐，可能是透析不充分，一次透析导致失衡，需要加强血液透析等进一步治疗。

247 如何应对血液透析时易出现的低血压？

低血压是血液透析的常见并发症之一，是指透析中收缩压下降＞20mmHg 或平均动脉压降低 10mmHg 以上，发生率为 20%~30%。少数患者表现为无症状性低血压，大多数患者会表现为头晕、面色苍白、呼吸困难、出冷汗、恶心呕吐，严重时可出现昏迷。主要原因是脱水过多或速度过快引起的血容量下降，部分患者同时有血管顺应性差。正确评估并动态调整干体重，防止体重过多增长，透析脱水不要过多过快，以上措施可避免大多数透析中低血压的发生。可调钠透析、个体化超滤及低温透析等亦可降低低血压发生概率。此外，易出现低血压的患者要避免透析中进食，透析当日停用降压药。透析后给予左卡尼汀，透析前服用米多君（一种选择性 α1 肾上腺素受体激动剂），也能在一定程度上有效预防低血压。

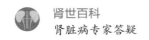

248 为何有些病友透析后会头痛？

很多透析病友，尤其是很多刚刚开始接受透析的病友，透析之后会出现头痛、恶心、呕吐，甚至是意识障碍、昏迷等症状，这些统称为透析失衡综合征。主要是因为透析快速清除溶质，导致血液中的溶质浓度比较低，而脑组织中的溶质浓度比较高，造成之间的压差比较大，水向脑组织迅速转移，从而引起颅内压增高，颅内 pH 增高，导致透析失衡综合征的发生。这种情况可以发生在任何一次透析过程中。此外，与高血压、脑血管意外、脑血流速度增快、维生素和微量元素缺乏及一些心理因素等也有关。对于长期饮用咖啡者，由于透析中咖啡因血浓度降低，也可出现头痛表现。可以采用低钠透析，防止透析中高血压的发生；更换生物相容性更高的透析器；对于脑血流速度明显增快的患者使用扩张脑血管药；适当补充水溶性维生素 B、维生素 C，抗氧化的脂溶性维生素 E 及钙、铁、锌等微量元素；预防脑水肿；调整透析时间及频率等。以上措施均可缓解头痛的发生。

249 什么是血液透析用血管通路？

血液透析用血管通路是将血液从人体内引出体外，经过体外循环部分，再将血液返回人体的通道。这是血液透析患者治疗的前提，只有建立一条有效的血管通路，才能顺利地进行血液透析，我们常常称之为血透患者的"生命线"。

250 该如何选择适合自己的血管通路？

自体动－静脉内瘘使用寿命较长、并发症少，是长期血透患者的最佳选择。移植物内瘘多用于糖尿病、肥胖、多次内瘘手术失败及各种外周血管条件差的患者。中心静脉留置导管主要分为无隧道无涤纶套导管（临时中心静脉导管）和带隧道带涤纶套导管（带"袖套"的半永久中心静脉导管）。因临时中心静脉导管原则上使用不得超过 4 周，所以对于血管条件差、无法进行内瘘手术的患者，可根据情况建立带"袖套"的半永久中心静脉导管。目前尚无绝对理想的血管通路类型，参照国际上一些指南的建议及中国专家组的共识，业内普遍认为长期性血管通路应该首选自体动 - 静脉内瘘。当自体动 - 静脉内瘘无法建立时，次选应为移植物内瘘，中心静脉置管应作为最后的选择。总之，作为血液透析患者"生命线"的血管通路尤为重要，血管通路的建立应在充分评估患者全身和血管状况的基础上，个体化选择适合于患者的血管通路。

251 什么是自体动 - 静脉内瘘？

自体动 - 静脉内瘘（AVF），也称内瘘，是目前首选的血管通路方式。即通过外科手术的方式将外周动脉和浅表静脉吻合，使得动脉血液流至浅表静脉，随之静脉扩张，管壁肥厚，即静脉动脉化，便于并耐受反复穿刺使用，建立血液透析体外循环。

252 带隧道和涤纶套的透析导管术后缝线需要拆吗？

带隧道和涤纶套的透析导管置入过程中有 3 处伤口要缝合：静脉穿刺处、导管皮肤出口处、导管双翼固定处。静脉穿刺处 14 天拆线，导管出口处 1 个月拆线，导管双翼固定处半年后拆线（老年患者不用拆线）。

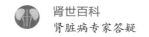

253 尿毒症病友能否生育？

尿毒症病友在慢性肾功能不全影响下，体内可能有各种各样的毒素，这些毒素不仅影响心脏、脑、神经，也会影响生殖系统。尿毒症病友通常性功能和生育方面都会受影响，因此，生育能力明显偏低，即使怀孕，也容易流产或早产，但成功生育的个案仍有。

对于男性人群，血压控制在达标状态，纠正贫血，没有明显心力衰竭时，通常可以生育。女性患者在妊娠期进行透析也是一种挑战，因为透析过程中要使用一些抗凝药物，这些对胎儿有一定影响。由于怀孕期间肾脏负担会加重，因此怀孕前要做好怀孕前评估工作，如将血压控制达标、纠正肾性贫血、注意纠正钙磷代谢紊乱及甲状旁腺功能亢进，同时注意心功能的监测，保证透析的充分性。在某些药物的使用上要特别注意，如怀孕期间避免使用血管紧张素转化酶抑制剂（ACEI）或血管紧张素受体阻断剂（ARB）类药物。总之，血透病友生育风险还是比较大的，需要在医生的严密监测和合理的透析调整下进行。

254 尿毒症患者的透析之路，距离告别透析机还有多远？

目前，肾脏替代治疗技术发展迅速，水平不断提高，但透析毕竟不能完全代替肾脏的生理功能，肾源短缺又限制了肾移植的推广，因此人工肾开发是未来肾脏替代治疗的发展方向。新的人工肾技术的研究方向包括可穿戴式人工肾、可植入式人工肾和肾再生。

可穿戴式人工肾　可穿戴式人工肾是一种可随身携带在身体上的人工

肾，本质上仍是一种血液透析机。优点在于该穿戴式人工肾体积小巧，在透析过程中尿毒症患者也可以带着它自由活动，避免了必须在血液透析室进行治疗的弊端。目前，该技术已在人体试验中进行，例如：可穿戴的超滤系统（WUF）和可穿戴的人工肾（WAK），便携式腹膜透析装置（ViWAK和AWAK），体内水分过多和充血性心力衰竭的时候可使用可携带的超滤系统进行治疗（WAKMAN），可应用于新生儿的血滤系统（CARPEDIEM）等，有望在未来出现更成熟的产品。

可植入式人工肾　与可穿戴式人工肾相比，可植入式人工肾的成功研制是一个更为重大的进步。虽然植入式人工肾的发展比较困难，但它一直在改善。芯片滤膜等研究更是预示可植入式人工肾时代的到来，其有望取代血透。理想的可植入式人工肾包含数千个微型过滤器和生物反应器，通过过滤血液中的毒素，模拟真实肾脏的代谢功能及水平衡功能，同时还能避免异体异种移植带来的排斥反应。

肾脏再生　近年来，再生医学构建人工肾的研究也如火如荼。通过诱导多能干细胞分化为肾功能器官，以及利用细胞重新编程技术逆转受损的细胞，修复受损肾脏等，取代透析和移植技术，从而实现肾衰竭疾病的真正治愈。

各种新技术的人工肾离我们越来越近，在等待的这个过程中还是要规范治疗，控制好并发症，让自己保持最佳的状态迎接新技术的到来。

第 13 章
腹膜透析

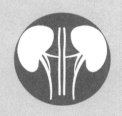

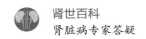

255 腹膜透析和血液透析有什么区别？

腹膜透析（简称"腹透"）是利用腹膜作为半渗透膜的特性，定时将腹膜透析液灌入患者的腹膜腔，利用腹膜两侧的溶质浓度梯度差，不断交换以达到清除体内代谢产物、毒性物质及纠正水、电解质失衡的作用。和血液透析的不同之处在于：①血液透析的透析通路是"动－静脉内瘘"或"长期或临时静脉导管"，腹膜透析的透析通路是"腹膜透析管"；②透析的频率：血液透析一般是每周2~3次，每次约4小时，腹膜透析一般是每天都做；③对患者的要求：血液透析需要患者定期去医院血透中心，在医生和护士协助下完成，腹膜透析的操作需要患者本人或者家人自己在家完成，因此需要具备一定的学习能力。

256 腹膜透析患者置管后多长时间可以洗澡？

一般患者在腹透置管术伤口拆线7~10天后可以洗澡，注意观察伤口愈合情况，之前可以进行擦洗。若感染、严重低蛋白血症等原因，伤口愈合延迟时，则应该适当推迟洗澡时间，同时需要坚持每日用无菌生理盐水清洗伤口及"隧道口"。洗澡时应在洗澡保护袋（肛门袋）的保护下进行淋浴，腹透患者洗澡必须淋浴，不能盆浴。

257 腹膜透析患者洗澡防护措施有哪些？

腹透患者洗澡前必须使用洗澡贴膜、洗澡保护袋（肛门袋）将"隧道口"与腹透短管很好地保护起来，之后再进行淋浴，以减少"隧道口"部位的潮湿污染，洗澡后无论"隧道口"是否潮湿都要进行换药。

258 腹膜透析患者能否游泳或泡温泉？

不建议。因为游泳或泡温泉都会将外出口浸泡在水中，会增加感染的风险。如果非要尝试，首先水质要干净，其次做好外口与管的保护，例如：用质量合格的洗澡袋粘在外接口皮肤上，再用黏性好的、可以完全覆盖住洗澡袋的皮肤贴贴好，检查好密封性。事后做好"隧道口"的消毒工作。

259 腹膜透析导管的各段管路使用多久后需要更换？

腹膜透析导管包括置入腹腔的腹膜透析导管和在体外与腹膜透析导管相连的腹膜透析外接短管。除非发生难治性腹膜透析相关感染、腹膜功能衰竭、严重的腹膜透析并发症如包裹硬化性腹膜炎，或并发急腹症等情况，一般无须拔除体内的腹膜透析导管，而腹膜透析外接短管通常 6 个月更换一次。如果污染或破损，需要立即使用夹子夹闭破损部位近腹腔段的透析管，并尽快到医院由医护人员及时更换。

260 天气炎热时，在腹膜透析操作过程中能否开风扇或空调？

腹透操作间的选定，原则上最好是单间或是人员流动较少的房间，房间内尽量减少家具的数量，要干净、干燥、可通风、光线良好。每次透析前都要清洁操作间，先开窗通风 10 分钟，封闭房间后用含氯消毒液擦拭

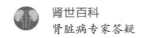
地面、台面，再用紫外线灯照射30分钟（早晚共2次），清洁完操作间后立即进行腹膜透析液体交换的完整操作，完成后可再次开窗通风。操作过程中绝对不能开窗，或使用风扇、空调，因为在做腹膜透析操作时开窗、开风扇、开空调会增加操作空间空气流动的速度，操作间毕竟不是绝对无菌的环境，空气流动大会增加空气中细菌流动的速度，增加感染的风险。如果房间太热，可在腹透操作前开空调降低房间的温度。

261 腹膜透析患者可以养宠物吗？

不建议。宠物往往携带病原菌，毛发易在空间飞散而不易被察觉，易污染操作室及感染腹膜透析患者，同时存在不慎抓破腹透管等风险，因此腹膜透析患者家中建议不要养宠物。如果要养宠物，建议与宠物接触前后更换服装，清洁双手，保护好腹膜透析管；禁止宠物进入腹膜透析操作间，进行腹膜透析操作时对房间彻底消毒，严格洗手，戴好口罩、帽子。

262 检查腹膜透析液时发现外包装袋里有水汽、水珠，还能用吗？

外包装袋有少量水汽、水珠是正常现象，可以使用。因为腹透液在生产过程中是通过高温高压湿热灭菌的。在高温高压下，蒸汽会渗透到废液袋、导管内和内外袋之间，冷却后，废液袋和导管内会存在少量分布均匀的水珠，内外袋之间也会存在一定量的水珠。怎么评判多少水汽、水珠量是正常范围呢？2升（L）的腹透液，我们可以提起腹透液的一个角，让外包装袋的水珠往袋子底部流动，如果这些水珠在透析液袋边角聚集时不超过一个拇指盖的量，都属于正常。如果聚集的小水珠超过一个拇指盖的量，需更换新的透析液。

263 除了用恒温暖液袋（箱）之外，还有什么可以加热腹透液的方法？

可以用电热毯加热，将腹透液放在电热毯上，腹透液上方盖上被子、棉衣之类进行加热。如果停电，可以用两个灌满开水的橡胶热水袋，夹住一袋腹透液，然后用被子包裹住进行加热。不建议用微波炉、烤箱、消毒碗柜进行加热，因为腹透液的包装、管路都是塑料的，而这些电器加热没有办法控制液体温度，可能会使腹透液袋和管路烧焦、变形，导致腹透液泄露。

264 使用紫外线消毒需要注意哪些事项？

首先，紫外线灯开启时室内不要有人员停留，因为紫外线灯会灼烧眼睛和皮肤；其次，紫外线灯的有效照射消毒距离为 2 米，所以消毒灯要放置在腹透换液操作距离近的位置；另外，紫外线灯管的使用寿命为 1000小时，每天使用 2 次（每次 30 分钟）的情况下，建议每 3 年更换一次灯管。

265 腹膜透析患者如何预防腹膜炎？

腹膜炎是腹膜透析患者的常见并发症之一，也是导致腹透拔管的重要原因之一，因此腹膜透析的患者一定要注意预防腹膜炎。做好以下四点可

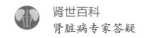

以很好地预防腹膜炎的发生。第一，环境方面，腹透换液的地方一定要清洁、干燥，每天用紫外线灯消毒 2 次，每次 30 分钟。家里不要养狗、猫等掉毛的宠物。第二，腹透操作过程中要严格按照无菌要求进行操作，洗手、戴口罩等。有的患者觉得洗手、戴口罩非常麻烦，不洗手不戴口罩，或者洗手就三两下草草了事，手、口、鼻都携带有非常多的细菌，容易在操作过程中引起污染，引起腹膜炎。腹透操作前用普通的肥皂或洗手液按七步洗手法洗手，洗手后必须用手部可用的消毒液对手部进行消毒。第三，饮食方面，腹透患者不能便秘，不能腹泻，因此建议腹透患者不吃隔夜的食物、不吃路边摊、不吃生冷及冰箱里的食物，要多进食含粗纤维的食物。如果患者超过两天没有大便，或者大便非常干硬，要及时与腹透中心联系，在医生的指导下服用通便的药物。第四，建议患者要做到四勤——勤洗头、勤洗澡、勤剪指甲、勤换衣服，注意好个人卫生。

266 腹膜透析患者为什么会出现水肿？

水肿常见于腹透超滤不充分，这时应该增加腹透的剂量，并且尽量缩短腹透液的留腹时间，以尽可能地超滤出更多的水分，从而缓解患者的水肿。另外，可能是摄入了过多水分或者饮食口味偏重，摄入了过多的钠盐，这时应该尽量减少水分的摄入，并且饮食要以清淡为主，尽量减少盐的摄入。还有一些患者出现心脏功能不全、低蛋白血症等状况，这也会导致水肿的发生。当腹透过程中出现水肿情况时，应及时去医院复查，找到水肿的真正原因，由专业的医护人员对症进行处理。

267 腹膜透析患者出现恶心、呕吐是什么原因？

腹膜透析患者出现恶心、呕吐可能与透析不充分相关。因为随着腹膜透析年限的延长，腹膜功能在透析的过程中会逐渐退化，因此需要患者定期去医院复查评估腹膜功能及透析的充分性，相应地调整透析方案，包括每日透析的次数、时间、腹透液糖含量等，以达到透析的充分性；还有部分患者依从性欠佳，无节制地摄入过多水分，因此相应地需要增加透析次数以增加超滤；部分患者还可以考虑使用自动化腹膜透析机加强透析充分性。出现腹膜功能衰竭后可以考虑转为血液透析。

268 腹膜透析患者为什么不能吃杨桃？

对于肾功能不全患者，包括接受腹膜透析或血液透析的终末期肾病患者，不建议食用杨桃。杨桃中存在神经毒素，不能经由肾功能受损的患者排出，因此即使只食用小半个杨桃或喝一杯杨桃汁，都可能因为毒素无法正常排出而引起中毒症状，如兴奋、惊厥和神经抑制表现等，轻微者会出现反复打嗝、呕吐、癫痫，严重者可致精神紊乱、昏迷甚至死亡。目前对于透析患者食用杨桃后中毒昏迷甚至死亡的报道屡见不鲜，所以腹透患者要避食杨桃这种水果。

269 腹膜透析透出的液体呈红色是什么原因？

腹透液放出来后呈红色，应注意观察有无腹痛、透出液混浊。如果考虑是出血引起的，需要根据引起出血的原因，采取不同的治疗措施。如果

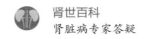
是淡红色透出液、无腹痛、透出液混浊，考虑有小的出血情况，一般不需要特殊处理可自愈；如果透出液是鲜红色，考虑有大的出血情况时，无论有无腹痛，都需要及时去医院由专业医护人员处理；部分女性患者在生理期或排卵期时，可伴有透出液出现红色，通常不需要特殊处理。

270 腹膜透析患者喝水应该注意哪些问题？

腹透患者喝水可以参照如下计算方式：前一天（腹透透出量 + 尿量）总和的一半。每天喝水使用带刻度的杯子，记录好每次喝水的量，喝水时应小口慢慢咽下。避免摄入含盐量高的饮食，烹调时用调味剂替换咸味，如葱、姜、蒜、辣椒、柠檬、洋葱等。如果感觉特别口渴，又需要控制水的摄入，可以吃酸的东西，或用凉水漱口、含冰块（特别是柠檬水制的冰块）等方法来缓解口渴的感觉。

271 导致腹膜透析患者营养不良的原因有哪些？

腹膜透析患者营养不良的原因是多方面的。腹膜透析液中会丧失一定量的蛋白质，每天可丢失约 30 克（g）的白蛋白，因此很容易造成营养不良；除此以外，尿毒症患者体内毒素、水分清除不充分，也会影响消化系统，造成胃肠道水肿，出现腹胀、厌食、消化不良等；同时，腹膜透析患者体内存在微炎症状态，这种微炎症状态可以使机体产生大量的消耗，造成营养不良。因此，腹膜透析患者平常应注意加强营养摄入，定期随访评估透析充分性，调整透析方案，尽量减少这些原因造成的不良后果。

272 如何改善腹膜透析患者的营养不良状况?

充分透析可以有效清除体内的毒素,减轻胃肠道症状,改善食欲,纠正酸中毒和代谢紊乱,改善患者的营养状况。对于代谢稳定的维持性腹膜透析患者,应提高蛋白质和能量的摄入,建议每日膳食蛋白质摄入量为每千克体重1.0~1.2g,以维持营养状态稳定。例如,如果患者体重50千克(kg),那么每天应该摄入的蛋白质为50~60g。常见的优质高蛋白食物中的蛋白质含量大概是:一个鸡蛋含5g蛋白质,250毫升(mL)牛奶含8g蛋白质,50g肉类含9g蛋白质。同时增加维生素的摄入:维生素B_1、维生素B_6、叶酸、维生素C必须定期供给,维生素D摄入量需要高于正常人,具体根据个体情况进行补充。

第 14 章
肾 移 植

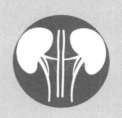

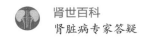
273 肾移植是一劳永逸的治疗吗？

肾移植是除了血液透析、腹膜透析以外的肾脏替代治疗方法之一，成功的肾脏移植手术可以让患者像正常人一样工作、生活，饮食的限制相比透析来说也少得多。但是肾移植也有一些不容忽视的弊端：首先，进行肾脏移植手术需要承担一定的风险，除了手术本身的风险，术后患者需要长期服用免疫抑制药物，也会带来较高的感染和发生某些癌症的风险；其次，移植的肾也有使用期限，也与正常肾脏一样存在衰老和肾单位丢失情况，如果移植后不注意保护，不注意健康的生活习惯，以及随意更改或停用药物，移植的肾脏功能也会再次受损。因此，肾移植术后的患者要注意自我健康管理，所以说肾移植并非一劳永逸。

274 肾移植和透析怎么选？

肾移植和透析都是肾脏替代治疗的方法，各有优缺点。

透析有血液透析（血透）和腹膜透析（腹透）。常规血透需要每周去3次医院，每次透析4小时。腹透患者自己每天在家中进行操作，每天透析4~5袋腹透液，每袋2000毫升（mL），一袋放出来再灌进去一袋，要注意预防感染。肾移植需要做一次较大的手术，此后长期口服药物，还需定期到医院复诊调药。从生活质量上来说，肾移植胜过透析。

血透清除毒素的效果较强，但只能是间歇清除，一般是每周3次。腹膜透析对毒素的清除效果依赖于个人的腹膜功能。无论血透或腹透，都只能清除部分的代谢废物和水，而对于肾脏的其他内环境调节作用、营养和内分泌功能，只能靠饮食指导和补充相应的成分来部分弥补。

研究发现，肾移植患者长期生存率高于透析患者。与透析患者相比，肾移植患者明显具有更好的生存期和生活质量，长期医疗费用支出最低，因此肾移植是目前公认的相对较好的尿毒症治疗手段，缺点是肾移植等待时间较长，早期费用较高等。肾移植本身也有尚未解决的难题，如手术本身的风险、排异、免疫过度受抑（容易引发感染和恶性肿瘤）、抗排异药物的毒副作用等。此外，受者的一些自身因素也有增加死亡和移植肾失功能的风险，如高龄、糖尿病等。

肾移植和透析并不是对立的，而是有一定的互补性。在等待肾源时，患者需要通过透析维持生命；肾移植失败或肾移植失功能后，患者可再转用透析治疗。受肾源所限，仅有小部分患者可获得肾移植的机会，所以透析仍是当今治疗尿毒症最主要的模式。对于不适宜行肾移植的患者而言，透析更是他们的生命线。经过不断的探索和实践，透析技术已经日臻成熟，现在透析患者的生活质量、生存率、社会回归率已经获得稳步提升。

275 糖尿病患者适合做肾移植吗？

原则上来说，如果糖尿病患者没有伴发严重的心脑血管疾病，无严重的血管病变，是可以做肾移植的。但是患者如果存在以下情况，则不适合做肾移植。

（1）存在没有治愈的恶性肿瘤：比如全身散在的恶性淋巴肿瘤，免疫抑制剂会促使已经存在的肿瘤细胞再次生长或者复发，肿瘤治愈后 2 年无复发者可考虑做肾移植，而无法根治者则不宜进行手术。

（2）身体条件差不能耐受手术：存在顽固性心力衰竭、慢性呼吸衰竭、严重血管病变、进行性肝脏疾病等，由于本身病情严重，不能耐受手术，

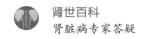
所以不适合进行肾移植。

（3）体内有活动性慢性感染病灶：如陈旧性结核病灶，术后的免疫抑制剂会使机体的免疫力降低，增加感染的风险，因此患者应在术前彻底治疗各类感染，之后才可以考虑进行肾移植，否则易使病情恶化，危及生命。

值得一提的是，一些先天性的疾病，比如有些肝和肾同时患病的患者，单纯做肾移植是不行的，要进行肝肾联合移植。有些草酸代谢异常引起的肾脏结石，如果做了肾移植之后不做肝移植，还会反复发作，甚至效果很差。

活动性肝炎患者不适合做肾移植，但是稳定期的、病毒没有大量复制、肝功能正常的患者是可以做肾移植的。

276 肾移植前都需要做哪些配型检查？

肾移植术前的组织配型用以确定供肾与受体组织是否相配，预防排斥反应。常用的组织配型项目如下。

（1）ABO 血型配型：施行肾移植手术前必须进行严格的血型化验，使供肾者与受肾者血型相符或符合输血原则；O 型的患者只能是接受 O 型血的人捐献的肾脏，B 型接受 B 型或 O 型，A 型接受 A 型或 O 型，AB 型的患者则 A 型、B 型、AB 型的人捐献的肾都可以。

（2）淋巴毒试验（交叉配合试验）：通过供者和受者的淋巴细胞进行反应，其正常值小于 10%，大于 15% 为阳性，发生超急性排斥的比例比较高。

（3）人类白细胞抗原（HLA）： HLA 在同种移植中起着十分重要的作用。包括 I 类抗原 A、B、C，II 类抗原 DR、DP、DQ，其中供受者的 HLA－DR 抗原是否相合最为重要， HLA－A 和 HLA－B 抗原次之。如果有可能，要求有尽可能多的 HLA 位点相同。

（4）群体反应性抗体（PRA）：用于判断肾移植受者的免疫状态和致敏程度，致敏程度分别为：无致敏 PRA =0~10%，中度致敏 PRA =11%~50%，高致敏 PRA > 50%，PRA 程度越高，移植肾存活率越低。如果 PRA 是阳性的，则配型要求非常严格，常常须进一步筛查具体的阳性位点有哪些，在选择供体的时候，避开阳性位点。

277 肾移植术后肥胖对健康有影响吗？

肾移植术后肥胖的现象非常常见，其原因是多方面的。移植后随着身体功能恢复，饮食限制减少、食欲增加，加之使用激素等，这些均可导致体重增加。部分患者由于担心移植肾损伤等原因，运动量大大减少，也会增加体重。少数患者及家属错误地以为，生病了要养胖一点儿才健康。

那么肥胖对肾移植术后患者的健康状况有什么影响呢？肥胖是发生术后并发症的独立危险因素，术后超重或肥胖可引起肾移植受者新发糖尿病及心血管疾病等，甚至会导致移植肾失功能。

衡量一个人是否肥胖可通过体重指数（BMI）来判断。BMI= 体重（kg）/身高（m）的平方，$24kg/m^2 \leqslant BMI < 28kg/m^2$ 为超重，$BMI \geqslant 28kg/m^2$ 为肥胖。腰围也反映肥胖程度，女性腰围应控制在 80 厘米（cm）以下，男性腰围应控制在 85（cm）以下。$BMI \geqslant 25\ kg/m^2$ 的患者容易发生肾移植术后糖尿病。

移植术后保持健康的饮食习惯、适当的体力活动及良好的心态是预防肥胖的重要措施。术后 2~3 月就可以开始进行规律的锻炼，推荐散步、爬山、瑜伽、游泳、太极拳和广场舞等有氧运动。本着不剧烈、不累、微出汗的参考标准，可逐渐增加运动强度。

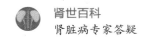

减肥药的安全性和有效性尚未在移植受者中得到验证，一些特定的药物对于伴有充血性心力衰竭、冠心病、严重的肝肾功能损害，以及高血压控制不理想的移植受者是禁用的。减肥手术，如胃缩小和其他类型手术有一定的手术危险，应首先与医生充分讨论后再做决定；同时，减肥手术可能会影响药物的吸收，增加排斥反应的风险。

278 葡萄柚为什么不能和抗排异药物一起吃？

葡萄柚是柚子和甜橙的混种水果，又称西柚，西柚汁也是生活中常见的饮料。西柚汁与环孢素或他克莫司一起使用，可使这两种移植后抗排异药物的浓度明显上升。

我们口服的药物只有一部分被吸收，进入血液发挥药效。另一部分会被肠道和肝脏中的一些酶分解掉，不能吸收入血，医学上称之为药物的"首过效应"。正常情况下，人体内含有一种叫细胞色素3A4的酶，可以分解环孢素、他克莫司等药物，减少药物浓度，而葡萄柚中含有一种成分叫呋喃香豆素，它可以抑制细胞色素3A4的活性，使环孢素、他克莫司在肝脏中的分解代谢减少，药物蓄积，血药浓度会骤然升高，甚至发生中毒反应。口服葡萄柚对静脉注射环孢素的清除率却没有影响，因为静脉注射药物直接入血，不受肠道和肝脏"首过效应"的影响。

正在服用环孢素或他克莫司的患者，服药前72小时和服药后12小时最好不要吃葡萄柚。此外，常见的地平类降压药和他汀类降脂药都受这种酶的影响，与葡萄柚同服会增加地平类降压药和他汀类降脂药物的血药浓度，造成低血压、药物副作用增加等不良影响。

不是所有的柚子都会影响药物浓度，研究发现只有葡萄柚，也就是西

柚和以色列青柚对药物的影响比较大，其他的柚子、葡萄、橙子等水果对
药物的影响很小，患者可以服用。

279 什么是移植术后 BK 病毒感染？

BK 病毒又称"多瘤病毒"或"JC 病毒"。多项研究数据表明，
30%~40% 的器官移植受者被发现患有 BK 病毒尿症，多达 25% 的肾移植
受者，随着病情发展会出现 BK 病毒血症，甚至 BK 病毒相关肾病。它是
同种异体移植物失败的重要原因之一。

BK 病毒一般在儿童期通过唾液或支气管感染，但常无症状，后潜伏
至人肾小管和尿道上皮细胞。机体免疫力正常时，它可与人体长期共存。
当机体在免疫抑制或器官移植后，免疫力低下时被激活大量复制。BK 病
毒发病的主要危险因素包括免疫抑制过强、高龄，多发于男性，糖尿病也
是导致发病的高危因素。当大量的病毒颗粒进入尿液，会形成 BK 病毒尿
症。病情进一步加重时，尿中大量病毒会进入血液循环，导致 BK 病毒血症。
最严重的情况会导致 BK 病毒相关肾病，影响移植肾功能。

控制 BK 病毒感染的首要方式就是术后监测 BK 病毒，做到早发现、
早处理。移植术后 2~6 个月是病毒复制高峰期。相关指南建议：肾移植术
后 3~6 个月，每月应监测 1 次，随后每 3 个月应监测 1 次直至移植满 1 年。
目前尚无有效杀灭 BK 病毒的药物，治疗 BK 病毒感染，目前国内外多采
用减少免疫抑制剂用量的方案。关于考虑哪种免疫抑制剂首先被减量，以
及每次减少剂量值的问题，应由医生根据检查结果和患者个人情况判定。
免疫抑制减少后仍有持续性 BK 病毒血症的患者，可静脉滴注免疫球蛋白，
90% 以上的患者会出现血液中病毒载量的下降。

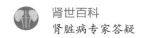
280 怎么预防移植后泌尿系感染？

泌尿系感染在肾移植术后非常常见，女性发生率更高。据统计，女性肾移植受者术后尿路感染的发生率达 68％，同龄男性肾移植受者术后尿路感染发生率约为 30％。泌尿系感染不仅会引起尿频等不适，反复泌尿道感染还可能会影响移植肾功能。

泌尿系统就像房子的下水道，多冲洗可减少细菌滋生，多饮水产生的尿液可以冲洗和清洁尿道。不要憋尿，憋尿时膀胱内压增高，含有细菌的尿液"逆流而上"，在输尿管、肾盂处淤积，很容易诱发泌尿系感染。偶尔一次检查需要憋尿，影响不大。学习识别尿路感染的症状，及时就医。在留取尿液培养标本后，遵医嘱用药。勿自行服用抗生素，避免症状有所好转后便自行停药，以免产生细菌耐药性或尿路感染反复发作。

此外，女性需注意外阴清洁，穿透气的内裤，保持宽松、干燥。小便后卫生纸从前往后擦，避免将肛门处的细菌带到尿道处。同房后及时解小便。

281 异种器官用于人体移植的时代即将到来吗？

美国纽约大学朗格尼医学中心成功将一个经过基因编辑过的猪肾，移植到一名脑死亡的肾衰竭患者体内，该患者的肾功能暂时得以恢复正常。诸多业内人士认为，此例手术在器官移植发展史上具有重大意义，为异种器官移植带来了新希望。大家都在憧憬，或许以后人类借此能够很快解决器官移植供体短缺的问题。

这次移植手术具有一定创新意义：验证了敲除 α-gal（一种特殊糖分

子）基因的异种动物器官不会引起人体的超急性排斥反应。超急性排斥反应发生得非常快且凶猛，器官往往几个小时就会坏死，患者也会很快死亡，常见于异种移植和同种器官移植出现血型不符、预存抗体的情况。供体基因编辑猪仅敲除了 α-gal 基因，目前距离能完整避开人体各类排斥反应还很遥远。除了超急性排斥反应，根据发病时间来分，器官移植可能会引起如加速性排斥反应、急性排斥反应及慢性排斥反应。

这项移植手术还远远不足以解决异种移植的所有问题。该试验仅进行了连续数天的观察后就结束了，而如若继续，人体后续的排斥反应很可能会毁损移植物的功能。除了排斥问题，还有其他问题需要解决，例如，猪身上可能会携带一些人体没有的病毒或其他病原体，如何识别和去除它们是一个难题。解决这些问题仍然需要科学家不断探索，我们距离异种器官用于人体移植，还有很长的路要走。

第 15 章
儿童肾脏病

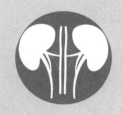

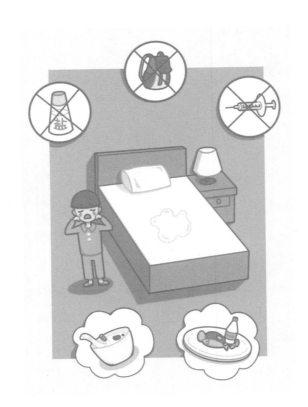

282 尿床为什么要治疗？

遗尿症是一种儿童常见疾病，俗称尿床。通常指儿童 5 岁后仍不能自主控制排尿而尿湿了裤子或床铺，但无明显的器质性病因。遗尿症发病率很高，可严重影响患儿的自尊心与自信心，引发注意力不集中、焦躁、自卑、多动及孤僻等心理异常。患儿一般不愿进入社交环境，更无法参加露宿、住校等社会活动。该症是仅次于父母离婚和吵架的第三大儿童心理创伤事件，严重影响儿童的身心健康，同时也给患儿家长带来严重焦虑并影响生活质量。然而，夜遗尿疾病的危害经常被低估、忽视和错误认识，很多父母甚至医务工作者误认为"尿床不是病"。家长就医无门，或者病急乱投医，甚至认为这是孩子的过错而嘲笑、责骂并打罚孩子，这些都会导致患儿无法得到及时正规的诊疗而加重其心理创伤。因此，遗尿症是需要重视和治疗的。

283 遗尿症的病因有哪些？

遗尿症通常指小儿在熟睡时不自主进行排尿。原发性遗尿是指没有明显神经系统病变或者泌尿系统病变引起的遗尿。病因主要包括发育延迟和神经系统病变，主要由以下几种引起：①大脑皮层发育延迟；②睡眠过深，未能在入睡后膀胱膨胀时立即醒来；③心理因素；④遗传因素，患儿的父母或兄弟姐妹中有较高的遗尿症发病率。原发性遗尿往往可以自愈，但是仍应进行积极的行为治疗。继发性遗尿可继发于泌尿系感染、尿崩症、癫痫发作、智力发育障碍、神经系统病变等，或由于泌尿生殖器官的局部刺激如包茎、包皮过长、外阴炎、先天性尿道畸形等引起。

284 肾病综合征患儿必须休学吗？

孩子得了肾病综合征之后，家长会觉得孩子既要接受治疗，又得兼顾学习，不如就休学，好好治病，治好了再去上学。那么一定要这样做吗？

其实并不是所有的小患者都需要休学，而是有一个生活管理分级标准。对于肾脏病变处于活动期需接受治疗者，不能参加学习及一切文体、社会活动；如果肾脏病变仍有活动性，但已处于恢复阶段，可接受教室学习，避免体育活动及社会文化活动。停药后病情处于缓解中的患儿，可在接受教室学习的同时，从事轻体育活动、文化活动。需要注意的是，肾病综合

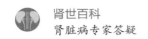
征停药后病情长期处于缓解中，但运动后尿液仍有改变者，应防止剧烈运动及长时间体育活动。对于肾病综合征停药后病情长期处于缓解中，运动后尿也无变化的患儿，可与健康儿童一样正常生活，但仍需定期查尿。因此，除患儿水肿显著或有大量尿蛋白，或严重高血压者需短暂休学卧床休息外，其他人在病情缓解后可逐渐增加活动量，继续上学。

285 肾病综合征患儿必须禁止吃盐吗？

肾病综合征患儿有显著水肿和高血压时，应短期严格限制水钠摄入，病情缓解后不必限盐。一般肾病活动期每日需给食盐 1~2 克（g），以保证生长发育的需要。绝对限盐是不可取的，因为可导致患儿疲乏无力、恶心、呕吐，当症状严重时，产生低钠血症，严重者可导致生命危险。

286 肾病综合征患儿应摄入高蛋白质饮食吗？

在肾病尚未缓解时，过多的蛋白摄入只会增加更多蛋白从尿中漏出，而且此种情况下蛋白质的过度负荷将进一步加重肾小球的损害。因此对于肾病综合征的患儿，主张适量蛋白饮食，同时供给适量的能量。对于肾功能正常的肾病综合征患儿，鉴于尿中长期丢失大量蛋白及小儿生长发育的需要，膳食中蛋白质的摄入量宜占每日总热量的 8%~10%，或每天每千克体重 1.2~1.8g。对于伴有肾功能不全的患儿，膳食中蛋白质宜减至每天每千克体重 0.5g。摄入的蛋白质以优质蛋白（乳、鱼、蛋、禽、牛肉等）为宜。

287 肾病综合征患儿应常规预防性使用抗生素吗？

感染是肾病综合征发病的诱因，也是肾病综合征的常见并发症。一旦发生感染，包括感冒、腹泻等，必须积极及时治疗，否则可能引起感染扩散或使肾病综合征加重。因此，多数家长为了防止患儿感染，经常预防性使用抗生素。殊不知，肾病综合征患者本身免疫力低，再加上服用激素，若再长期使用抗生素，则容易导致耐药菌株的产生，以及发生菌群失调、二重感染。所以，不主张肾病综合征患儿在没有指征的情况下预防性使用各种抗生素。

288 肾病综合征患儿不能行各种预防接种吗？

各种预防接种均可能引起肾病复发，特别是对病理类型为微小病变性肾病的儿童，预防接种可能诱发不良反应或使病情加重。但对肾病综合征患儿放弃或过度延迟接种疫苗也是不明智的，原则上应尽可能按照国家的预防接种计划进行，但要避免使用活疫苗。在大量使用激素和免疫抑制剂时可暂缓接种。在肾病综合征缓解半年后，可进行疫苗接种。

289 肾病综合征患儿可以加用中药吗？

一些肾病综合征患儿在应用激素的基础上会加用一些中药（如六味地黄丸）发挥辅助治疗作用，但值得注意的是，不能盲目滥用中药（方剂或汤剂）。近年来有关中草药引起肾病的报道越来越多，如马兜铃酸肾病。我国的中成药如龙胆泻肝丸、八正合剂等均含有马兜铃酸，患儿应用后，

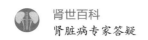
可出现肾间质纤维化，部分患者短期内发生肾功能不全，甚至进入不可逆的终末期肾衰竭。

290 儿童肾病综合征常见的不当护理有哪些？

儿童肾病综合征在治疗期间，如果家长护理不当，就会影响治疗的效果，不利于孩子康复。因此对于一些治疗期间的不当护理，家长一定要引起重视。

第一，未督促孩子按时服药。一般对于低年龄段的孩子，在父母帮助下可以做到按时服药。但一些大龄的孩子需要上学或寄宿，脱离了家长的监督，自理能力又不够，无法做到按时服药，甚至还有些患儿因为对激素类药物的副作用（如肥胖、痤疮影响美观等）存在抵触心理，自行偷偷减停药物，导致肾病综合征复发，甚至激素耐药，影响长期预后。

第二，给孩子乱吃食物。很多食物容易引起肾病复发，因此需要忌口。部分家长心疼孩子生病还需要忌口，无法完全避免让孩子接触一些不该吃的食物，如煎炸、海鲜类等，引起病情复发。

第三，不注意限制孩子的运动。部分肾病综合征的孩子吃了激素后容易兴奋、剧烈运动，这时候家长应出面引导，适当限制运动，避免过量运动引起复发或其他意外伤害（如骨折等），毕竟服用激素可引起骨质疏松，增加骨折的风险。

第四，有些家长喜欢交往，家里经常高朋满座。这样会增加孩子感染的机会，因此应尽量避免。

291 肾病综合征患儿多喝汤有助于康复吗？

肾病综合征强调辨证食用汤水。汤水类食物可分为温、热、寒、凉四种不同的性质，肾病综合征有不同阶段的治疗，接受大剂量激素的时候是一种阴虚，接受中、小剂量激素的时候表现为气虚或阳虚，因此应根据不同的阶段，应食用不同性质的食物。在接受大剂量激素阴虚的时候，食物要以滋阴、降火为主，如可以在煲汤的时候用一些枸杞、麦冬、石斛，吃一些兔肉等。在激素减到小剂量气虚的时候，可以用山药、扁豆、红枣、棉籽煲汤，或加一些太子参。

所以说，肾病综合征患者食用汤水有利于病情，但前提是一定要在医生的指导下辨证食用。

292 如何降低"盐"对宝宝的威胁？

我们吃进去的盐，要经由肾脏的处理，通过尿液排出体外。宝宝的肾脏发育还不成熟，盐摄入过多就会增加肾脏的工作，加重宝宝的肾脏负担，造成伤害。想要降低"盐分"给宝宝身体带来的伤害，简单来说，自然是"晚吃盐""少吃盐"。除了平时辅食中减少盐的摄入，家长也要注意那些含盐量比较高的食物。注意警惕生活中的"隐形盐"，最常见的是酱菜类，如榨菜、咸菜、黄酱、豆瓣酱等，这类食物中含有很多盐分；其次是加工肉制品类，如香肠、火腿、腊肉等；常用的调味品中，酱油、味精里也都添加了不少盐；宝宝爱吃的零食中，薯片、海苔等食盐的含量都很高，更不能忽视汉堡、薯条这类食物中的含盐量（远远超过身体需要量）。因此，家长们在为宝宝准备食物的时候，要做个有心人，防止"隐形盐"的摄入。

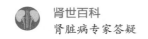
293 哪些食物会影响儿童肾脏健康？

零食 很多孩子喜欢吃辣条、薯片、棒棒糖、虾条……轮样换着吃，几乎替代了正餐。事实上，零食中的含盐量十分高，饮食中大部分的盐主要通过肾脏来排泄，高盐饮食会增加肾脏负担，而且钠离子不容易让体内水分排出，从而诱发水肿。很多"三无"零食含有各种添加剂，长期摄入会增加肾脏负担。

烧烤 烧烤的诱惑不论大人还是孩子都很难抵御，但烧烤食物一般都偏燥热，加上辛辣的调味料，容易使人"上火"，增加肾脏负担。

饮料 碳酸饮料的主要成分包括碳酸水、柠檬酸等酸性物质，以及白糖、食用香精等。商家为了保证碳酸饮料的口感，会加入大量的糖分（果糖）。糖分摄入过多，就会导致肥胖。肥胖是高血压、2型糖尿病的重要危险因素，长期代谢紊乱可引起肾脏损伤。

294 儿童肾脏病会遗传吗？第一个孩子得了肾脏病，家长还可以要二孩吗？

儿童肾病综合征分为原发性、继发性、先天性三种类型。先天性肾病综合征的发病率低，先天性肾病综合征具有一定的遗传性，发病机制主要是由于构成肾小球滤过屏障的重要分子基因突变，或调节这些基因的转录因子突变，如NPHS1、NPHS2、WT1等，临床表现为大量蛋白尿、巨大胎盘、出生6个月内肾功能正常，通常有阳性家族史，肾穿刺活检加上基因检测可明确诊断。若第一个孩子患有儿童肾脏病，首先需要明确其肾脏病为哪种类型，若为先天性，则可进行基因筛查。基因筛查不仅可以筛查患儿基因突变的性质，还可以寻找基因突变的来源，确定患儿父母携带突变基因的情况，进而为基因突变危险家庭提供遗传咨询和产前诊断，从而决定是否生育二孩。

295 儿童肾脏病是否能够按照成人的方法来治疗？

首先，我们需要有一个认知——儿童不是缩小版的成人，儿童肾脏病也不是成人肾脏病的小儿版。儿童与成人的肾脏病从发病到治疗均有很大的不同，儿童肾脏病约 1/3 来自先天或遗传，而成人肾脏病可受后天环境因素影响，可继发于长期高血压、糖尿病等慢性疾病。就儿童及成人原发性肾脏病来说，它们的病理类型分布也不一样，比如，儿童肾病综合征最常见的病理类型是微小病变性肾病，占 80%~90%，这一类型对于糖皮质激素治疗效果较好，但易反复。而成人肾病综合征常见病理类型分别为膜性肾病、微小病变性肾病、局灶节段性肾小球硬化、肾淀粉样变性等，治疗方案有所不同，病情预后也不一样。所以，儿童肾脏病自有其特点，不能照搬成人的方法来治疗。

296 儿童肾脏病会传染吗？

肾脏病本身属于非传染性疾病，通常不会传染。肾脏病发病多与免疫介导、代谢紊乱、药物损伤等相关，如急慢性肾炎、糖尿病肾病、高血压肾损害、药物性肾损害等。但部分传染性疾病可致肾损伤，如流行性出血热肾损害，这一过程中肾脏损害本身不会传染，但流行性出血热可能传染，因此不能混为一谈。

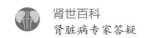
297 儿童肾病综合征的治疗方法有哪些？

一般治疗 加强休息、优质蛋白质饮食、利尿、防治感染。

药物治疗 ①首选糖皮质激素，如泼尼松；②免疫抑制剂，适用于激素耐药、频繁复发、激素依赖及出现激素毒副作用者，可选用环磷酰胺、环孢霉素、霉酚酸酯；③血尿明显者可加用雷公藤多苷；④血管紧张素转化酶抑制剂，如卡托普利，尤其适用于伴有高血压的儿童肾病综合征；⑤ CD20 单克隆抗体，如利妥昔单抗；⑥中医药治疗。

298 如何保证患儿治疗期间的营养均衡？

儿童肾脏病治疗期间应保证三大能量来源的合理，这样才能维持营养的均衡。碳水化合物的摄入量应占能量的 55%~65%，其中 50% 以上为多糖和膳食纤维。蛋白质方面可酌情给予低蛋白（每天每千克体重 0.8~1.2 克），并以优质蛋白为主，如乳、鱼、蛋、禽、牛肉等。脂肪的摄入量应控制在总能量的 30% 以内，应少摄入富含饱和脂肪酸(动物油脂)的食物，而多食用多不饱和脂肪酸较为丰富的食物如鱼油、植物油等，可使血脂下降、尿蛋白减少、肾小球硬化程度减轻。饮食当中富含可溶性纤维(燕麦、米糠等)时也有利于降脂。同时需要进食含维生素及微量元素丰富的蔬菜、水果、杂粮、海产品等，以补充维生素 B、C、D，以及叶酸和铁、铜、锌等。

299 哪些疾病会导致儿童血尿？

血尿是指尿液中红细胞数超过正常数量（每高倍视野大于 3 个），分为镜下血尿和肉眼血尿。前者仅在显微镜下发现红细胞增多，肉眼血尿指肉眼即可见尿呈"洗肉水"色或血样。引起血尿的原因很多，各种致病因素引起的肾小球基底膜完整性受损或通透性增加、肾小球毛细血管腔内压增高、尿道黏膜的损伤、全身凝血机制障碍等均可导致血尿。导致血尿的疾病主要有三大类：一为肾脏病，包括各种原发性肾小球疾病如急性慢性肾炎、感染、肾脏畸形、肿瘤及药物所致肾脏损害等；二为尿路疾病，如结石、肿瘤、感染等；三为全身性疾病，包括出血性疾病如白血病和血友病、心血管疾病、系统性疾病、过敏性疾病。

儿童抵抗力较弱，最常见引起血尿的原因是泌尿系感染或血液系统疾病，因此日常生活中需要注意清洁卫生，减少引起泌尿系感染的概率。一旦出现小便异常，应引起重视，及时就医。

300 儿童肾脏病可以彻底根治吗?

儿童肾病综合征大多数能治愈。儿童肾脏病的治疗效果与病理类型密切相关，80%~90%的儿童肾病综合征肾脏病理类型为微小病变性肾病，其中90%对激素治疗有效，预后较好。治疗时应严格遵医嘱规范用药，据病情逐渐减量或停用；同时在使用激素过程中应注意加强护理，避免感染等。少数儿童肾脏病患者病理类型较差，单用激素治疗效果欠佳，可能需要联合应用免疫抑制剂或新型生物制剂等，治疗过程中可能出现病情反复、迁延，肾病无法根治并逐渐进展至肾功能不全。

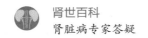
301 儿童罕见肾脏病是什么？生活中如何早期发现？

提起儿童罕见肾脏病，很多人觉得陌生又遥远，罕见病虽然发病率很低，但病种庞大，表现各异，甚至很多疾病在发病初期可能没有特异性表现，如果没有及时发现和治疗，很可能会逐渐进展到慢性肾功能不全，造成不可逆的伤害。

目前纳入我国罕见病目录的肾脏病有 5 种，包括 Gitelman 综合征（家族性低钾低镁血症）、遗传性低镁血症、法布雷病（X 染色体连锁遗传的鞘糖脂类代谢疾病）、Alport 综合征（遗传性肾炎）、非典型溶血尿毒综合征。临床表现多种多样，并不局限于肾脏这一器官，可以表现为恶性心律失常、横纹肌溶解、癫痫、精神发育迟滞、慢性肾衰竭、严重骨软化等，甚至可能危及生命。

基因检测往往是诊断这类疾病的重要手段及标准之一，罕见肾脏病中约 80% 都与遗传变异有关。如果家族成员中有这类患者也不必过度惊慌，首先应对该病是否为遗传性疾病及其遗传模式进行确认。其他家族成员也可通过定期检测肾功能、尿检及必要时行基因检测来明确是否同样患病，做到早检测、早诊断、早治疗。

罕见肾脏病及遗传性肾脏病通常是终生的，疾病呈慢性进展型。随着生物技术的发展，目前对于部分罕见肾脏病的治疗已经有了靶向特效药物，能够显著改善患者肾功能并延缓肾功能损伤的进展。

第 16 章
识别生活中的肾损伤因素

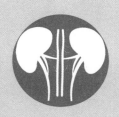

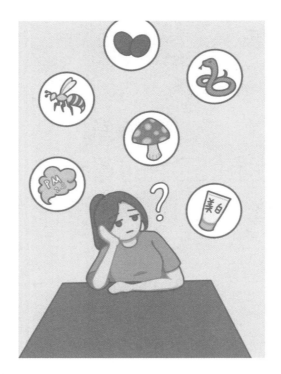

302 吃鱼胆、蛇胆会伤肾吗？

民间常有服用鱼胆、蛇胆来清肝明目、治疗眼疾的做法。蛇胆更是名贵药材，在《本草纲目》中有"蚺蛇胆，主心匿痛，下腹匿疮，目肿痛"的记载。

每年都会有患者因为吃鱼胆、蛇胆引起急性肾功能衰竭的报道，其实鱼胆中含有多种对人体有害的物质，其中剧毒的胆汁毒素氢氰酸，其毒性比砒霜还大，且不容易被热或酒精所破坏，因此无论生吞、煮熟、泡酒或冲服，都会发生中毒。一般生服鱼胆达到 2.5 克（g）就可中毒。蛇胆的毒性与鱼胆类似，但蛇胆还可能含有寄生虫，因此生服蛇胆还有发生寄生虫感染的风险。大部分蛇胆中毒的患者是采取生服或连同白酒吞服的，这并不是科学的入药方法。

肾脏是鱼胆、蛇胆中毒最容易损伤到的器官，急性肾衰竭是最常见的表现，发生率高达 55% 以上，也就是一多半服用鱼胆、蛇胆的患者都会出现肾功能损伤。急性肾衰竭是鱼胆、蛇胆中毒死因中的罪魁祸首，占到死亡原因的 91.7%。患者往往在中毒后 1~2 天，出现尿量减少、无尿或水肿、疲乏衰弱、恶心呕吐，尿液检查发现尿中出现蛋白质或红细胞等异常成分。很多患者需要接受临时的透析治疗来挽救生命。

医书中所记载的鱼胆、蛇胆疗效是以精准的剂量和炮制方法为前提的，可见依据古书盲目服用鱼胆、蛇胆以求明目，颇有点断章取义、舍本逐末的意味，切不可取。

303 蜜蜂蜇了尿会变红吗？

蜜蜂蜇咬是发生急性肾损伤的一个常见原因。患者可以出现红色的血尿或酱油色的尿，这都是提示患者需要立刻就医的信号，一定不能忽视。

蜇人蜂，包括蜜蜂科（蜜蜂）及胡蜂科（胡蜂、黄蜂）的蜂。人们有意或无意侵犯蜇人蜂的活动区域时，就容易引发它们的攻击，尤其夏秋季节天气燥热，蜂类活动频繁，更易发生蜇人事件。2013 年陕西安康地区发生的群蜂蜇伤事件，数百人受伤，造成 19 人死亡，令人惋惜。蜂蜇伤的致病成分又称蜂毒，以蜂毒肽和磷脂酶为主，分别占蜂毒的 50% 和 12%；还有一些容易引发血压变化的物质，如多巴胺和去甲肾上腺素。

蜂毒对肾脏有直接的毒性损害，还可以破坏人体的血细胞和肌肉细胞，大量释放出细胞内的蛋白，并随尿液排出。这些蛋白带有颜色，在导致尿液变红或变黑的同时，异常的蛋白堵塞并损伤肾小管，造成肾小管坏死。

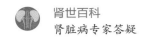
同时毒物可使机体血压下降，甚至休克，导致肾脏缺血。以上可导致急性肾衰竭的发生。患者需要支持治疗，严重者需要靠透析度过危险期。

蜂蜇伤早期，如果蜂针和毒囊仍遗留在皮肤者，可以用针挑除或胶布粘贴拔除，不能挤压。可用水清洗伤口并及时就诊。切莫等到急性肾衰竭或多器官功能衰竭发生了再追悔莫及。

304 蛇咬伤会导致肾衰竭吗？

蛇伤中毒在我国十分常见，表现多样，肾衰竭就是其中表现之一。

我国蛇的种类多达 200 多种，毒蛇类 50 多种，大多分布于长江以南地区。蛇伤中毒的局部表现有伤口感染、组织坏死、肢体活动障碍，严重的有器官功能损伤甚至衰竭，如肝、肾损伤，肾衰竭、呼吸衰竭等，其中肾衰竭属于一种常见的严重并发症。

蛇毒属于生物毒素，是含有许多酶和蛋白质的一类物质。蛇毒导致的多种细胞因子和炎症介质过度产生，引起肾组织的炎症损伤。另外，蛇毒可以破坏细胞，溶解肌肉，溶解纤维蛋白引起出血。组织溶解的产物是另一种毒物，雪上加霜，会加重肾脏损伤。患者可以出现鲜血样的小便、酱油样的小便、泡沫尿及尿量减少。重症患者可以滴尿不排，有些用利尿剂亦不能改善；并伴随恶心、呕吐、心慌、气短症状。治疗最后，需要采用血液透析来挽救生命。

早期在蛇咬伤部位清除折断的毒牙、局部消毒是必要的。抗蛇毒血清是中和蛇毒的特效药，应尽早使用，尤其在蛇咬伤后 30 分钟内使用更好。早期的伤口处理和及时就诊是提高治疗效果、防止急性肾衰竭发生的重要措施。

305 野生菌有肾毒性吗？

野生菌种类达 100 多种，其中 30 多种食用菌对肾脏是无毒的，其他种类的野生菌误食后导致肾衰竭的情况非常常见，我们需要谨慎鉴别。

毒蕈（音 xùn，俗称"毒蘑菇"）含有的毒素主要是肽类物质。它能损伤细胞，导致细胞的变性坏死。蕈类毒素具有耐热、耐干燥、不为一般烹调所破坏的特点，这也就能解释为何高温炒熟后的毒蕈仍能导致中毒。毒蕈中毒有几小时发病的，也有 2~3 天逐渐发病的。有的表现像胃肠炎，有的出现幻觉头痛、精神异常，甚至脑出血。有的出现严重乏力，皮肤、尿液发黄。严重中毒最为常见的表现是急性肾功能衰竭，其发生率高达 75% 以上。大多数肾脏受累的患者会出现少尿、水肿、血压升高，肾功能检测提示尿素氮、肌酐水平升高，甚至出现心慌、气短等心力衰竭的表现。少部分患者可没有尿量的变化，更容易被漏诊而危及生命。绝大部分患者接受血液透析后可以痊愈，但一些患者却进入不可逆的慢性肾功能不全，最终依赖血液净化治疗维持生命。

如何在享受野生菌美味的同时保护我们的肾脏？从选用到食用野生菌，我们要注意四点：①选择熟悉的"老面孔"；②久煮沸腾要熟透；③种类不同的野生菌不宜混杂烹饪；④密切观察食用后的反应，一旦出现可疑的中毒反应，尽快转送医院接受抗毒蕈血清、含硫基解毒剂等药物治疗。严重的患者需接受透析，排除毒素，挽救肾脏。

当我们做好了以上几条，就可以明明白白享受美味，妥妥当当保护肾脏了！

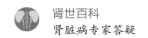

306 雾霾可以导致肾脏病吗？

雾霾可以导致肾脏病。雾霾肾伤害是一个悄然进行的过程，既往并没有引起人们的重视。随着公众对环境污染的关注，肾病领域关于环境与儿童肾损伤、$PM_{2.5}$ 与肾病综合征的研究证实了雾霾与肾脏病的相关性。这让人们意识到，在雾霾的穹顶之下，肾脏并不安全。

霾中含有对人体有害的细颗粒、有毒物质达 20 多种，其中包括氮、硫化合物，酸、碱、盐、胺、重金属、多环芳烃、酚及颗粒性物质如 $PM_{2.5}$ 等。环境毒物可以损伤扁桃体，随后导致全身性的免疫反应。肾脏常被这种免疫反应所累，出现血尿、蛋白尿、水肿、肾功能不全的表现。二氧化硫作为雾霾的主要成分，是一种全身性的毒物，通过脂质过氧化直接损伤肾脏。多环芳烃是一种脂溶性高的物质，能较迅速进入体内并分布在肾脏，引起血尿、蛋白尿等肾损伤表现。

肾脏作为排出代谢废物的主要器官，对毒物非常敏感。大气污染、土壤污染、水体污染都能造成急、慢性肾损伤。环境污染所导致的每一次健康危机，都是大自然敲响的警钟。关爱地球，关爱肾脏，已刻不容缓。

307 尿里泡沫多，会是"肤如凝脂"的代价吗？

《诗经》中有对佳人"手如柔荑，肤如凝脂"的描述，两千多年过去了，女性对美肤和美白的追求没有变，但是很多爱美女士却陷入了健康危机——汞中毒，泡沫尿，肾损伤。

汞，俗称水银。早在秦汉，人们就应用含汞化合物治疗疥疮。汞广泛存在于自然界中，一般动物、植物中都含有微量的汞。人体汞含量不得超过 0.01 毫克 / 升（mg/L）。汞主要通过肾脏排泄，一些增白化妆品、染发剂、治疗皮肤病的"秘方"都是含汞量高的危险物品。如果每天应用伪劣增白产品，在 3~6 个月就可能出现汞中毒症状。

当急性大量的汞离子进入人体时，可以造成急性肾小管坏死，患者会出现尿量明显减少、无尿和急性肾衰竭；慢性持续的汞中毒可出现蛋白尿、镜下血尿，甚至肾病综合征，有时伴高血压、夜间排尿次数增多。尿汞测定是最常用的诊断方法，驱汞是主要的治疗手段。绝大多数驱汞治疗能使泡沫尿消退，但对于急性汞中毒导致急性肾小管坏死或无尿的患者，则需血液透析来救治。

慎重鉴别和使用美白产品，一旦怀疑有局部或全身毒性反应时，必须验尿和验血，并带着相关产品到相关部门进行检测，以利于及早防治，切勿让肾脏为美丽买单。

308 "镇痛药很伤肾"是真的吗？

疼痛是我们很多人不可避免需要面对的问题，镇痛药种类繁多、应用广泛，按照病情的需要适当应用时确实可以解除机体的不适，达到对症治疗的目的。但在日常生活中，有些人却滥用镇痛药物，殊不知频繁使用镇痛药物，不仅可以出现消化道溃疡、出血等，更严重的是可以出现肾脏结构的破坏和肾功能衰竭，如肾乳头坏死或间质性肾炎，医学上称为"镇痛药性肾病"。发病的高峰年龄在 50 岁左右，女性的发病率为男性的 4 倍。

镇痛药性肾病一般起病十分缓慢，常见于因头痛、肌肉痛、关节痛等慢性疼痛长期服用镇痛药物的人群。患者首先会出现尿多、夜尿频繁、口渴等症状，这些症状表明肾脏浓缩功能已减退。尿常规检查提示脓尿但尿

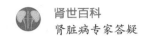
里却没有病原菌感染的依据，这是由于损伤坏死的肾乳头脱落所造成的，是本病的特点之一。肾乳头坏死后容易合并急性尿路感染（如急性肾盂肾炎），出现发热、畏寒、腰痛、尿急、尿痛、尿频等症状，并且可引起败血症，诱发感染中毒性休克。脱落坏死的肾乳头组织还能引起肾或输尿管绞痛、血尿。患者一直到晚期也很少出现水肿现象，尿常规有时有微量尿蛋白，因此往往在早期得不到重视。

在确诊为镇痛药性肾病后，首先应停服镇痛药，并且禁用对肾脏有损害的其他药品。有不少患者长期使用镇痛药已经成瘾，戒断时尤应注意需要在医护的帮助下给予精神支持。

因此，我们应坚决避免滥用镇痛药。必须服用镇痛药时要注意多饮水，以增加尿量，提高药物的溶解度，避免析出结晶而损伤肾组织。长期服用者，则要定期进行全面的泌尿系统检查，一旦出现夜尿增多、轻度贫血、血压升高时，要及早去医院诊治，以防止镇痛药性肾病的发生。

309 为什么肾脏病患者做造影检查要慎重？

医学影像学的发展日新月异，造影剂在医学中的应用也越来越普遍，最有代表性的就是增强 CT 检查。做这些检查有可能是诊断的需要，比如器官上的结节病变，需要明确性质；也可能是手术需要，比如冠心病患者做冠状动脉造影放支架。这时就需要将造影剂直接注入血液中。造影剂本身并不是毒性物质，但它在进入体内后的代谢和排出过程，对肾脏来说就是一次考验和负担。

一般来说，造影剂进入身体后会逐渐排出体外，肾功能正常的人一般不会出现肾功能受损。随着造影剂排出体外，它对身体造成持续伤害的风险也就完全消失了。对于肾脏储备功能差的患者，尤其是老年人、慢性肾脏病患者、糖尿病或脱水的患者，就将面临急性肾功能损伤的高风险。

出现造影剂肾病时，多数患者尿量是正常的。轻症患者，可仅仅出现血肌酐的增高，一周后可自行好转。也有一些患者可出现少尿、无尿、皮疹、过敏性休克等症状，甚至出现肾功能急剧恶化，需采用透析治疗。

那么，我们应该如何预防和治疗造影剂肾病呢？首先，尽量选择对肾脏损伤比较小的造影剂，如非离子型造影剂优于离子型造影剂。其次，尽量减少造影剂的使用次数，延长两次造影的间隔时间，减少单次的造影剂的使用剂量。水化是目前为止公认的防止造影剂肾病的有效方法，它可使造影剂更快地排泄，减少造影剂在肾脏沉积，同时还可以纠正部分患者容量不足的状态。

310 "消炎药"会造成肾功能损害吗？

我们平常所说的"消炎药"其实就是抗生素，它是我们对抗病原感染的常用手段。肾脏是人体重要的代谢器官，很多抗生素都是通过肾脏代谢的。滥用抗生素会损伤肾脏，导致肾脏无法正常工作。

抗生素导致肾功能损害大致有以下四种方式：

（1）抗生素的直接损伤。如果抗生素用量过大，导致尿液里抗生素的浓度过高，达到了中毒的浓度，尿液接触的管壁就会受到损伤，造成肾小管坏死从而引起肾功能不全。

（2）部分抗生素在尿液中的溶解度比较低，容易形成结晶。结晶就像小的沙粒，当达到一定量时就会堵住尿液的输送通路，阻塞肾小管，导致小管破坏、肾功能损伤。

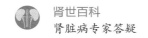
（3）抗生素可引起过敏反应。过敏反应可以波及肾脏，使得机体产生的抗体，或者抗体的复合物定位在肾脏中，在肾脏局部引起炎症反应和损伤反应，从而对肾脏造成伤害。

（4）患者原本肾脏功能不全，对抗生素的排泄较慢。在这种情况下，如果未在医生指导下减量使用抗生素，必然导致药物在血液中的蓄积。当蓄积到中毒浓度后，不仅会出现肾功能衰竭，肝脏、大脑、血液系统等多个脏器系统的功能也都会出现异常。

哪些抗生素容易引起肾损害呢？大家需要关注药品说明书，另外，抗生素应在医生的指导下应用，尤其对于有慢性肾脏病的患者，抗生素种类的选择、剂量和使用频次的掌握都是一门专业技术活儿。有几种抗生素是要格外谨慎使用的，比如氨基糖苷类抗生素，虽然它抗菌谱广、疗效好，价格低，但肾毒性较大，引起的肾损害也最常见。具体包括庆大霉素、链霉素、卡那霉素、妥布霉素、阿米卡星等，其中肾毒性最大的是庆大霉素。许多肾病病友一发生感冒、腹泻就用这类抗生素，这就是拿肾脏冒险了。使用氨基糖苷类抗生素的患者，通常要进行血药浓度监测。另外，肾脏病患者使用头孢类抗生素时，也需要监测肾功能的变化情况。

311 为什么肿瘤患者化疗后出现了肾功能异常？

癌症患者常面临化疗，很多人都担心化疗带来的副作用，尤其是对肾功能的影响。化疗药物引起肾损害的主要原因有两点：①药物从尿液中排泄，本身具有对肾脏细胞的毒性；②化疗药物在大量杀死肿瘤细胞的同时，产生细胞崩解产物，比如尿酸的急剧升高，引起尿酸结晶堵塞肾小管，造成急性肾功能衰竭。并不是所有接受化疗的患者都会出现肾功能异常，是否发生肾损伤和以下因素有关。

药物因素 抗肿瘤药物（种类、剂量、应用途径等）、用药方案（包括药物组成、用药顺序）等。一般全身用药的肾毒性高于局部给药，不同用药途径可能带来的肾损伤概率排序：动脉＞静脉＞肌内＞腹腔＞口腔＞胸腔。

患者因素 以往治疗情况（用药总量、治疗次数、是否同时使用放疗等）、与末次治疗的间隔时间、全身状况、年龄及合并症等。

以下措施可以减少化疗药物肾损害的发生风险：

· 化疗前常规检查肾功能和泌尿系统超声检查。

· 大剂量治疗时应注意尿常规、肾功能等指标的动态变化。

· 应用可能造成肾功能损害的化疗药物时，应该多饮水，可由静脉补充水分。

· 碱化尿液，可预防性口服碳酸氢钠。

· 预防性应用别嘌呤醇，减少尿酸结晶的产生。

· 尽可能采用合并用药方案，减少单一药物的剂量，避免单一药物大剂量造成的影响。

312 吃降压药时间长了，肾脏会不会出现问题？

慢性肾脏病常导致高血压，而高血压也会导致肾脏病。因为高血压和慢性肾脏病的高发，日常生活中需要规律服用降压药物的老百姓也越来越多了。用药时间长了，大家心里都会有疑虑，"吃降压药时间长了，肾脏会不会出现问题？"其实，服用降压药达到良好降压的效果，这对肾脏的益处远大于危害。

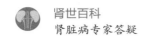

高血压是肾损伤最常见的诱因之一，必须控制好血压。因为肾脏是人体内小动脉和毛细血管最丰富的脏器之一，也是脏器内血管承受压力最高的部位。血压升高可以使小动脉管壁张力增加，长此以往，小动脉就会变硬、变细，脏器的供血、供氧就会出现障碍，最终导致脏器功能异常。相比较而言，高血压对肾脏的伤害比降压药对肾脏的影响要大得多。正确选择降压药种类，根据个体情况调整药物剂量，不仅不会伤肾，还会起到保护肾脏的作用。

目前常用的降压药物有五大类：地平类、洛尔类、沙坦类、普利类、利尿剂，其中地平类和洛尔类降压药的肾损伤作用几乎可以忽略不计。

沙坦类和普利类降压药，可以有效降低尿蛋白，延缓肾衰竭进展。需要注意的是，普利类和沙坦类降压药都有升高血钾的作用，在慢性肾脏病早期可以保护肾脏，但在慢性肾脏病的中晚期有升高血肌酐的副作用。尤其在低血压、脱水、出血、心力衰竭等肾脏供血不足，或者双侧肾动脉狭窄的情况下，使用普利类和沙坦类降压药需要谨慎。用药后短期内复查肾功能，如果血肌酐升高超过基础值的 30%，则药物应减量；如果超过基础值的 50%，应停药。

大剂量长期应用利尿剂确实可以造成肾损害，但是其发生是有一定前提的，比如多见于高龄、糖尿病、慢性肾脏病、脱水的患者，另外，药物使用的剂量、时间、是否联合用药都是需要考虑的因素。一旦发现有肾损害，应该立即停药，并给予补液、纠正电解质紊乱等治疗。

313 真的是"西药毒性大，中药最安全"吗？

老百姓认为，中药是纯天然物质，没有不良反应；西药是合成的，是有害的。这种想法其实是非常不科学、片面的，评价药物的毒副作用不能仅从其来源来考虑。大自然中的毒物屡见不鲜，而合成的西药当中成分单纯、与机体相容性高、副作用小的药物比比皆是，比如历史上具有伟大里程碑意义的经典药物青霉素、胰岛素等。作为国粹的中药，在肾脏病领域也有广泛的应用空间，并且在临产上证实治疗有效，比如雷公藤、火把花根等。

但是一些中草药确实存在不良反应，有些还相当严重，当然也不可避开适应证和使用方法一概而论。常见损害肾脏的中药主要有三类。①植物类中药：草乌、关木通、广防己、朱砂莲、使君子、益母草、苍耳子、苦楝皮、天花粉、牵牛子、金樱根、土贝母、马兜铃、土荆芥、巴豆等；②动物类中药：鱼胆、海马、蜈蚣、蛇毒等；③矿物类中药：含砷类（砒霜、雄黄、红矾）、含汞类（朱砂、升汞、轻粉）、含铅类（铅丹）和其他矿物类（明矾）等。这些中药都可能损害肾脏，必须在正规中医师指导下应用，且避免长期大量使用。

314 抽烟对肾脏病影响大吗？

很多烟民自认为"饭后一支烟，赛过活神仙"，而实际上吸烟不仅会对肺部疾病和心血管疾病有很大影响，还会对肾脏产生危害。据研究数据显示，吸烟者肾功能下降较非吸烟者整体高出83%，肾功能下降速度比较快。吸烟与肾脏病呈剂量依赖性相关，吸烟越多，肾损伤的风险越高。吸烟是男性慢性肾脏病肾间质纤维化的独立危险因素，这是因为烟草中的尼古丁通过氧化应激影响肾小管上皮细胞的活性，从而造成肾损伤。吸烟也会造成肾脏动脉血管内膜增厚。吸烟伤肾最明显的表现就是出现持续性蛋

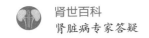
白尿。长期吸烟就可能导致蛋白尿的发生，不加节制的吸烟出现不可逆性蛋白尿的风险会更大。吸烟也可能通过导致高血压，继而并发高血压肾病损伤肾脏。除此之外，吸烟也会诱发或者加重尿毒症病友的相关并发症。比如，尿毒症吸烟患者更易出现心室肥厚、发生心血管事件；吸烟还可能会导致肾结石的出现，如处理不当，也会损伤肾功能。由此可见，吸烟对于肾脏有较大的危害。所以对于烟民而言，要养成良好的生活习惯，少吸烟，并逐渐戒烟，这样才能够有效避免肾脏病的发生及延缓病情的进展。

315 便秘会引起慢性肾脏病进展吗？

很多肾病病友几天不解大便，复查肾功能就会发现肌酐上升了，这是因为便秘也会加重肾脏病。我们人体不仅只有肾脏负责清除毒素，肠道也承担着部分排毒的工作。据研究显示，肠道内每日可含有约尿素70g、肌酐 2.5g、尿酸 2.5g、磷 2g，而这个数据在肾功能不全的病友中还会代偿性增加，这说明肠道排毒的作用不容忽视。除此之外，人体肠道中的益生菌能有效帮助排除、降解尿素氮及硫酸吲哚酚等尿毒症毒素。有些观点认为，益生菌制剂能降低肾脏病患者体内炎症因子水平从而改善炎症状态，间接起到保护肾脏的作用。所以对于慢性肾脏病病友而言，保持大便通畅是保护肾脏、排除毒素的重要途径。病友们可以通过服用肾衰宁、尿毒清等药物，服用益生菌制剂，食用薯类粗粮、茎叶类蔬菜、水果等富含膳食纤维的食物，以及中药灌肠或结肠透析等方式来保持大便通畅。

316 哪些高危人群更容易患上肾脏病？

慢性肾脏病与许多高危因素相关，如果早期发现并控制相关高危因素，可能会延缓或避免肾脏病的发生发展。以下六类情况与慢性肾脏病的发生发展息息相关。①高血压：研究结果显示，我国高血压患病率为 23.2%，估计患者数达 2.45 亿。高血压是肾脏病发生和进展的一个重要危险因素。一般正常人血压控制在 140/90 毫米汞柱（mmHg）以下，老年人血压控制在 150/90mmHg 以下，慢性肾脏病或糖尿病患者血压应该控制在 140/90mmHg 以下。对于有蛋白尿或肾功能下降趋势者应视情况降到 130/80mmHg 以下。②糖尿病：糖尿病人群中有约 30% 的人会进展到糖尿病肾病阶段。如果有糖尿病且病史超过 5 年，应该有意识地每半年或每年检查一次微量白蛋白，以便及早发现肾病苗头。③高尿酸或痛风：高尿酸血症不仅是慢性肾脏病新发的独立危险因素，也是促进其进展的独立危险因素。与血尿酸正常人群相比，血尿酸水平 420~534 微摩尔 / 升（μmol/L）的人群新发肾脏病的风险增加 2 倍，而血尿酸 ≥ 540μmol/L 的人群新发肾脏病风险增至 3 倍。肾脏是尿酸代谢的主要场所，慢性肾脏病与高尿酸血症相互影响。④肥胖：肥胖与肾脏病的发生、发展有关，是多种肾脏病的高危因素。与正常体重人群相比，肥胖人群患慢性肾脏病的风险增加了 23%，肥胖合并 2 型糖尿病者有 50% 会发展为慢性肾脏病。⑤药物：药物通过肾脏排泄，部分药物可能对肾脏造成损伤，如解热镇痛药、含马兜铃酸的中药、氨基糖苷类抗生素（庆大霉素）、抗肿瘤药物、碘造影剂、非甾体抗炎药等使用不当，就容易造成肾脏损伤。⑥不良生活习惯：长期熬夜、憋尿、喜欢喝含糖饮料、吃重口味食物等，都会增加肾脏病的风险。